华夏养生康复操系列丛书

筋骨养生康复操

邓　羽　傅秀珍　主编

U0307264

中国中医药出版社
·北　京·

图书在版编目（CIP）数据

筋骨养生康复操 / 邓翀，傅秀珍主编 .—北京：中国中医药出版社，2017.12
（华夏养生康复操系列丛书）
ISBN 978-7-5132-4571-5

Ⅰ . ①筋… Ⅱ . ①邓… ②傅… Ⅲ . ①保健操—基本知识 Ⅳ .161.1

中国版本图书馆 CIP 数据核字（2017）第 268130 号

中国中医药出版社出版
北京市朝阳区北三环东路 28 号易亨大厦 16 层
邮政编码　100013
传真　010-64405750
山东润声印务有限公司印刷
各地新华书店经销

开本 850×1168　1/16　印张 7　字数 76 千字
2017 年 12 月第 1 版　2017 年 12 月第 1 次印刷
书号　ISBN 978 - 7 - 5132 - 4571 - 5

定价　45.00 元
网址　www.cptcm.com

社 长 热 线　010-64405720
购 书 热 线　010-89535836
维 权 打 假　010-64405753

微信服务号　zgzyycbs
微商城网址　https://kdt.im/LIdUGr
官 方 微 博　http://e.weibo.com/cptcm
天猫旗舰店网址　https://zgzyycbs.tmall.com

如有印装质量问题请与本社出版部联系（010-64405510）

第二式：右上旋转式（见图 1-3）

头部自预备式向右上方旋转，左颈肩肌肉尽可能顺势拉伸，保持 5 秒钟，回复原位，重复 10 次。

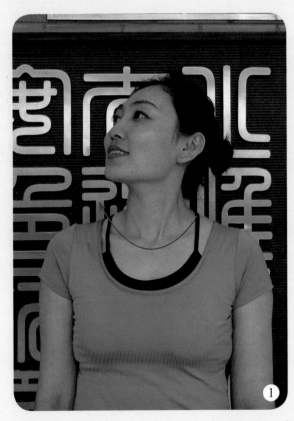 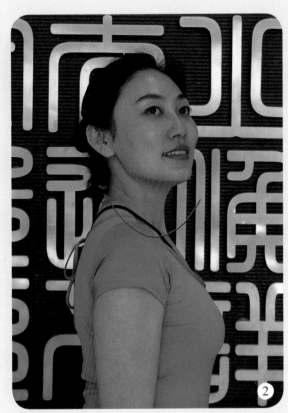

图 1-3　右上旋转式

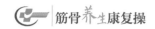
第三式：左下旋转式（见图 1-4）

头部自预备式向左下方旋转，右颈肩肌肉尽可能顺势拉伸，保持 5 秒钟，回复原位，重复 10 次。

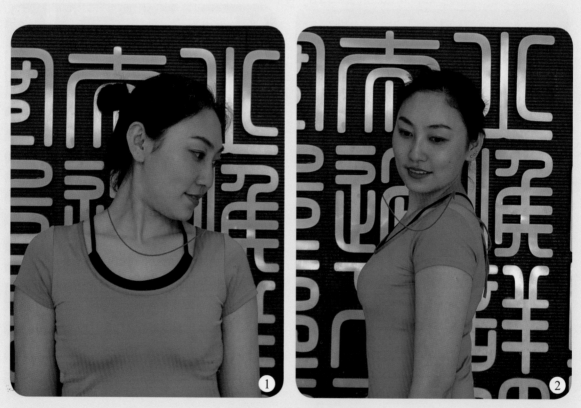

图 1-4　左下旋转式

第四式：右下旋转式（见图 1–5 ）

头部自预备式向右下方旋转，左颈肩肌肉尽可能顺势拉伸，

保持 5 秒钟，回复原位，重复 10 次。

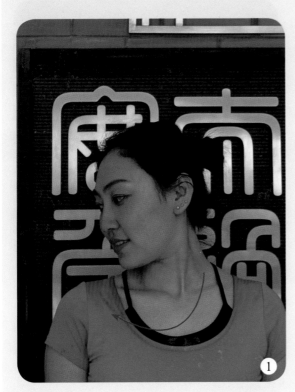
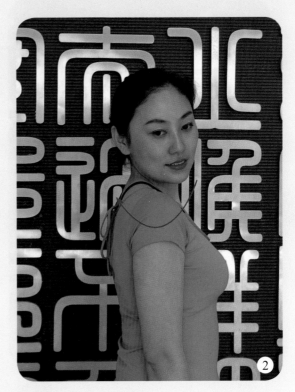

图 1–5　右下旋转式

第五式：上抬式（见图 1–6）

头部自预备式上抬，头尽可能顺势后仰，维持 3 秒钟，重复 10 次。

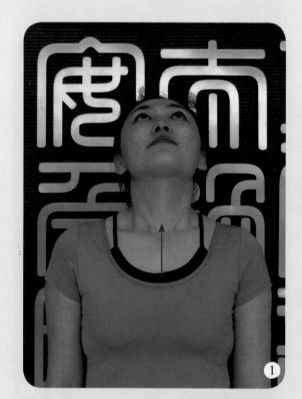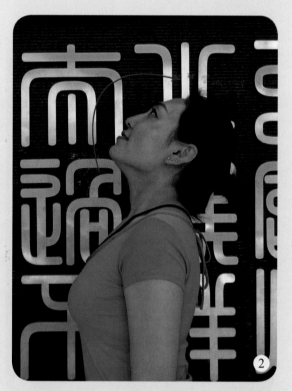

图 1–6　上抬式

第六式：前屈式（见图 1-7）

自预备式向前屈颈低头，双肩打开，颈肩肌肉尽可能顺势

拉伸，保持 5 秒，重复 10 次。

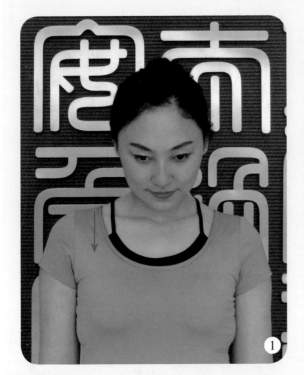 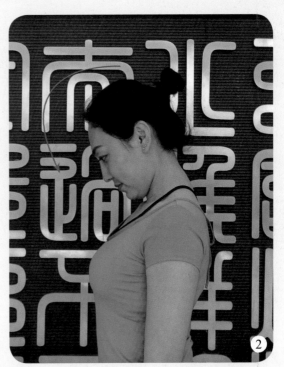

图 1-7　前屈式

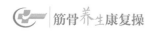

第七式：左转式（见图1-8）

头部自预备式向左侧扭转，目视身后方，保持5秒钟，回复原位，重复10次。

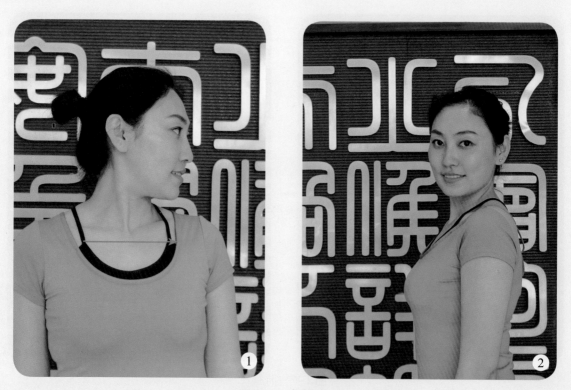

图1-8 左转式

第八式：右转式（见图 1-9）

头部自预备式向右侧扭转，目视身后方，保持 5 秒钟，回复原位，重复 10 次。

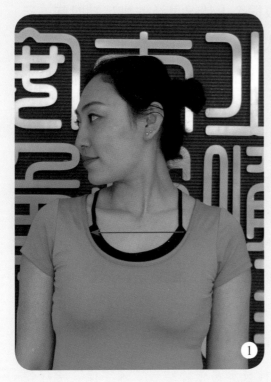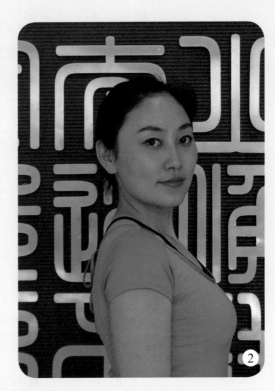

图 1-9 右转式

四、注意事项

1. 适用人群：长期伏案工作的人群；久坐办公室或电脑前的人群。

2. 不适用人群：颈椎病或眩晕患者不宜习练，应及时咨询专业医生。

3. 练习强度：习练米字操时动作宜柔和，切忌用力过猛。一般每天做 1～2 次，可根据个人情况灵活安排运动时间。运动量应循序渐进，逐步加大，一般以习练后感觉头、颈、肩部轻快、舒适为宜。可先做一些简单的预备运动，然后再做米字操。

主要参考资料

［1］难经.二十九难［M］.北京：人民卫生出版社.2005.

［2］素问·骨空论［M］.北京：人民卫生出版社.2005.

［3］吕春雪.预防颈椎病的米字操［J］.健身科学：2013（12）：65-65.

［4］叶慧华，陈少清.桂枝加葛根汤结合"米字操"治疗颈型颈椎病30例［J］.福建中医药：2009，40（6）：26-27.

颈椎经络保健操

一、简介

颈椎病又称颈椎综合征，是由于人体颈椎间盘发生退行性变，或颈椎骨质增生，或颈椎正常生理曲线改变，刺激或压迫颈神经根、颈部脊髓、椎动脉、颈部交感神经，引起各种临床症状和体征的一组症候群[1]，属于中医"项痹""眩晕"等范畴。中医认为颈椎病的病机特点为本虚标实，以肝肾不足、气血亏虚、筋骨失养为本，以风寒湿邪痹阻筋脉、气血瘀滞为标[2]。颈椎经络保健操通过调和任督二脉的阴阳气血，疏通病变经脉，使得气血充盈、脉络通畅，以达骨正筋柔之效，消除颈椎病的各种症状、体征。

二、养生功效

1. **调和任督气血**：任督二脉行走于人体前后正中线，与脊柱相关，其中任脉为"阴脉之海"，督脉为"阳脉之海"。调和任督可使阴阳和合，气血生化不断，筋骨得养，能够强筋壮骨，保证颈椎的日常活动功能。

2. **疏经脉、柔筋经**：《灵枢·本脏》云："经脉者，所以行气血而营阴阳，濡筋骨利关节者也。"[3] 通过习练颈椎经络保健操，能疏通病变经脉、筋经，使得气血充养筋骨、病症消除。

3. **醒脑益智**：《针灸大成》认为颈部为"各经原络井俞会合之处"[4]，故颈部经脉通畅，气血上荣脑窍，则髓海充足，神清脑灵，可以改善记忆力，减缓脑功能衰退[5]。

三、动作要领

预备动作（见图 2-1）

自然站立，双目平视，双脚略分开，与肩同宽，双手自然下垂，全身放松，心平气和，神态安宁，呼吸自然。

每一式开始前及收势均还原至预备姿势。

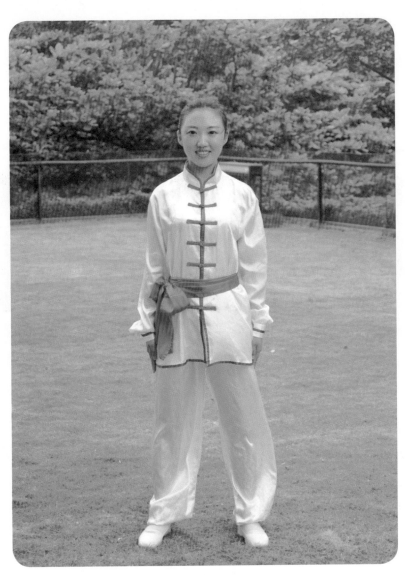

图 2-1　预备动作

第一式：培元固本（见图 2-2）

任脉在下腹部有气海、关元两个穴位。此式可培养、坚固人体真元。

1. 双手叠掌，反复搓擦小腹丹田处 18 次。

2. 顺时针方向按摩小腹 36 周，再逆时针方向按摩小腹 36 周。

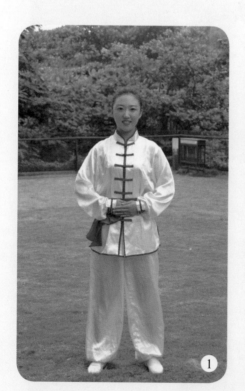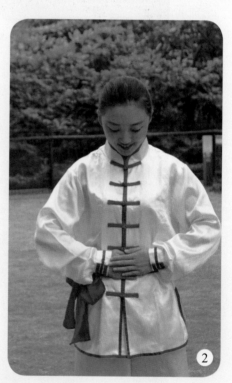

图 2-2　培元固本（1）

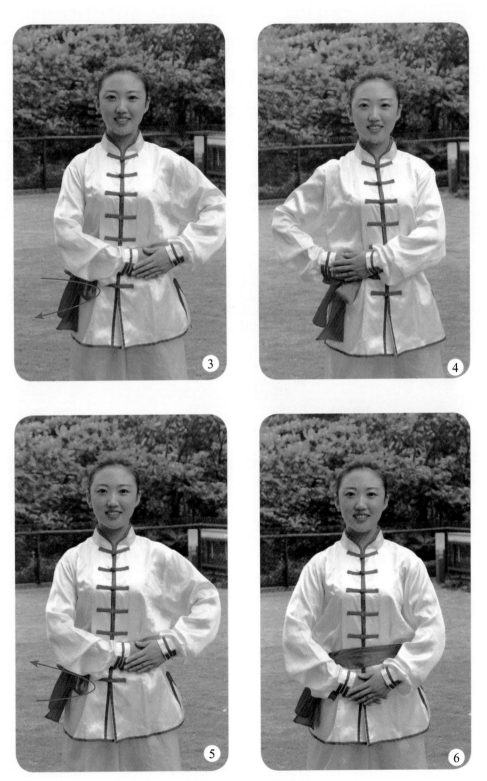

图 2-2　培元固本（2）

第二式：填精益髓（见图 2-3）

肾为人的先天之本，膀胱经上的肾俞与督脉上的命门，可助肾经深化，达到强腰益肾健骨之效。

1. 用双手掌斜擦双肾区，如此反复 18 次。

2. 再搓擦骶尾部两侧，如此反复 18 次。

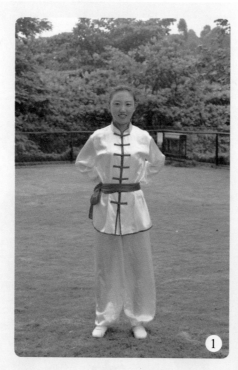
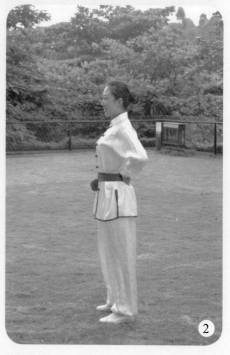

图 2-3　填精益髓（1）

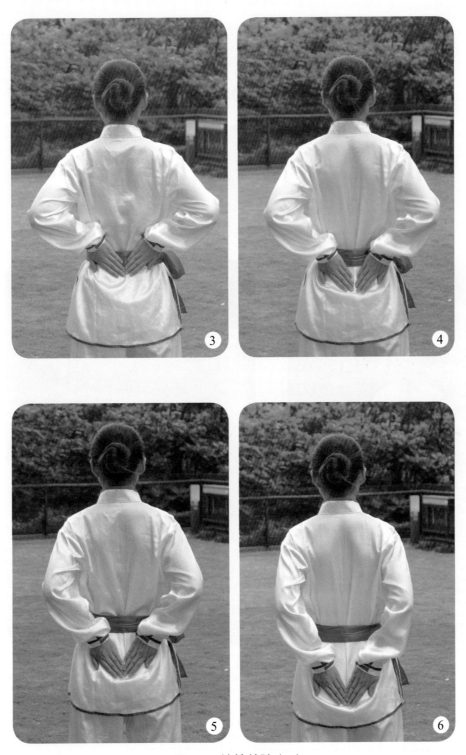

图 2-3　填精益髓（2）

第三式：疏肝利胆（见图2-4）

胆经与肝经互为表里经脉，此式主要用以激发胆经精气，使肝胆气机调达舒畅。

双手握空拳，用拳面顺经络走向自上而下叩击下肢外侧足少阳胆经，如此反复9次。

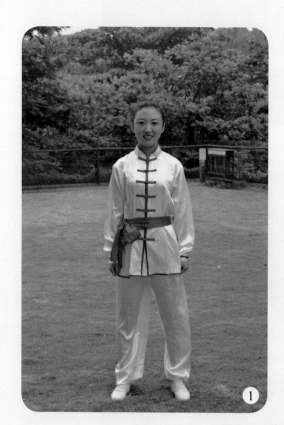 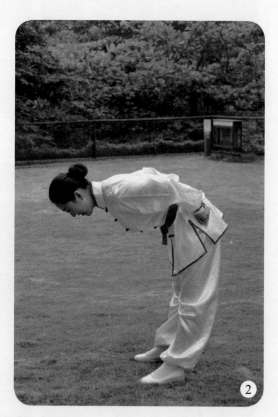

图2-4 疏肝利胆（1）

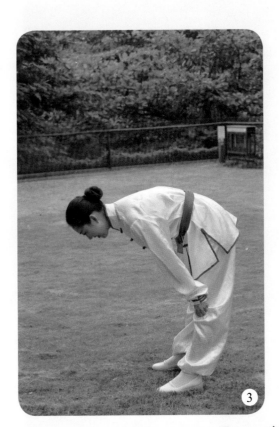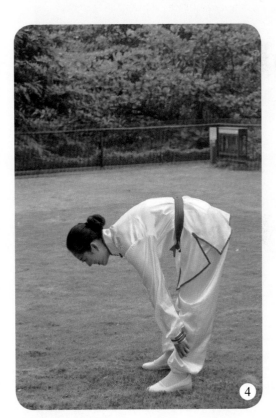

图 2-4　疏肝利胆（2）

第四式：环转陀螺（见图2-5）

筋经主骨利关节，此式主要起到放松小肠经、膀胱经的筋经的作用。

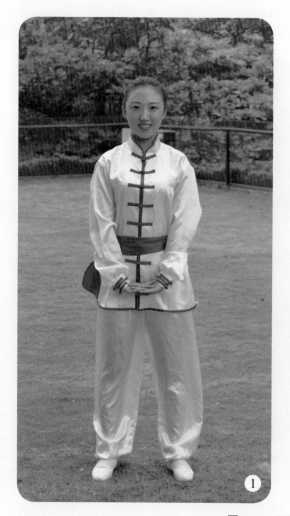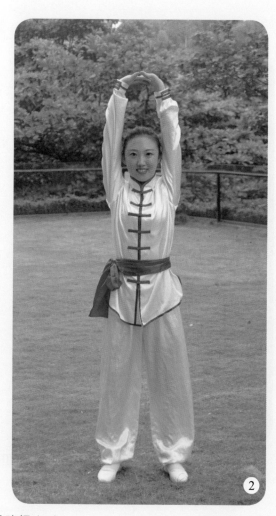

图2-5　环转陀螺（1）

双手交叉，翻掌向上，头颈部放松，以肩关节为轴，做肩的环绕动作，先顺时针方向环绕，再逆时针方向环绕。如此反复9次。

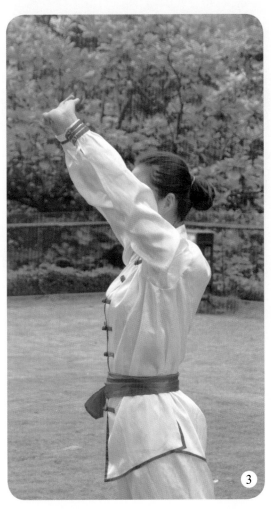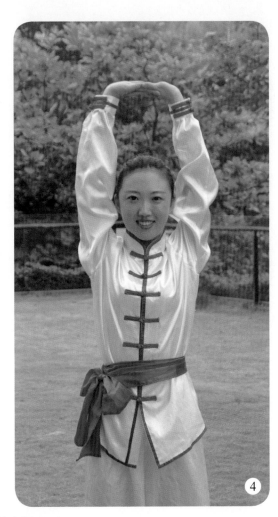

图 2-5　环转陀螺（2）

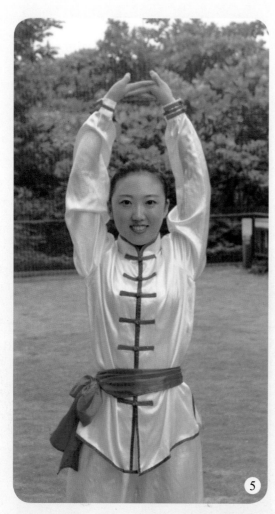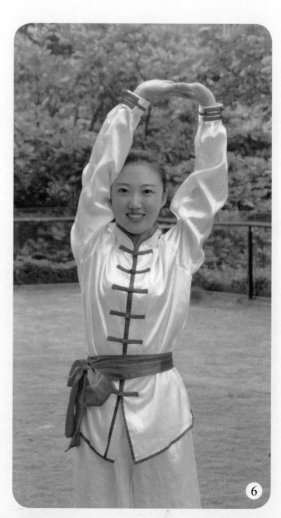

图 2-5　环转陀螺（3）

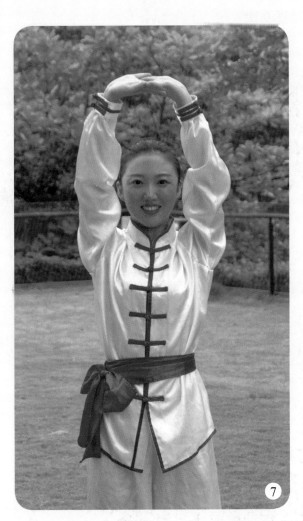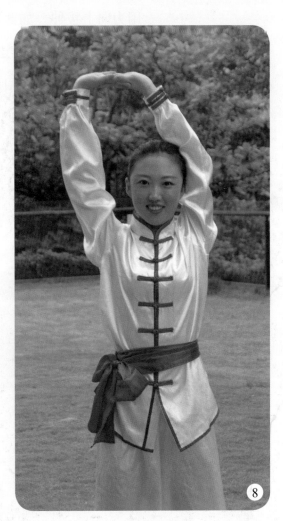

图 2-5 环转陀螺（4）

第五式：妊养真阴（见图2-6）

任脉乃阴脉之海，统领一身阴经与督脉相通。此式主要锻炼任脉，可促进全身的气血生化。

1. 双手插腰，头部向左右交替摆动，摆动的同时，头颈部用力向上拔伸。如此反复9次。

2. 头颈向前伸出，然后向下画圆弧收回。继而头颈向后缩回，向上画圆弧收回。如此反复9次。

3. 头部缓慢转向左侧至最大限度，停留片刻，再缓慢转向右侧至最大限度，停留片刻，再还原自然，左右旋转。如此反复9次。

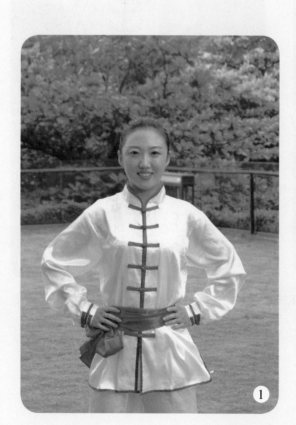 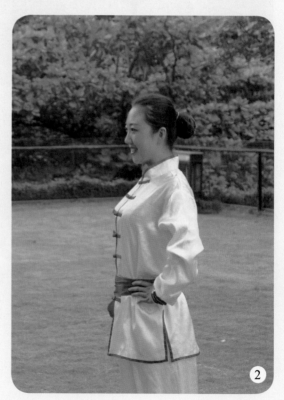

图2-6　妊养真阴（1）

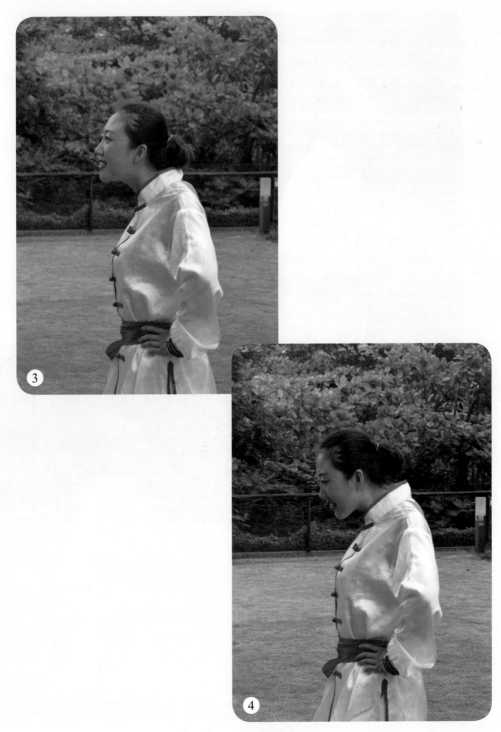

图 2-6 妊养真阴（2）

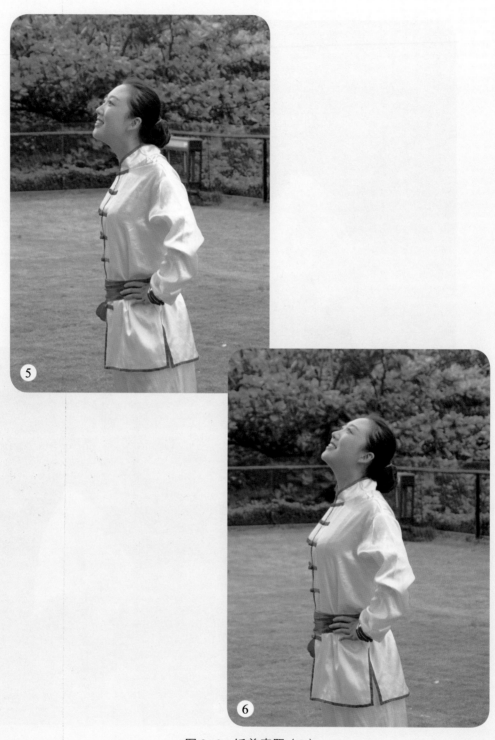

图 2-6　妊养真阴（3）

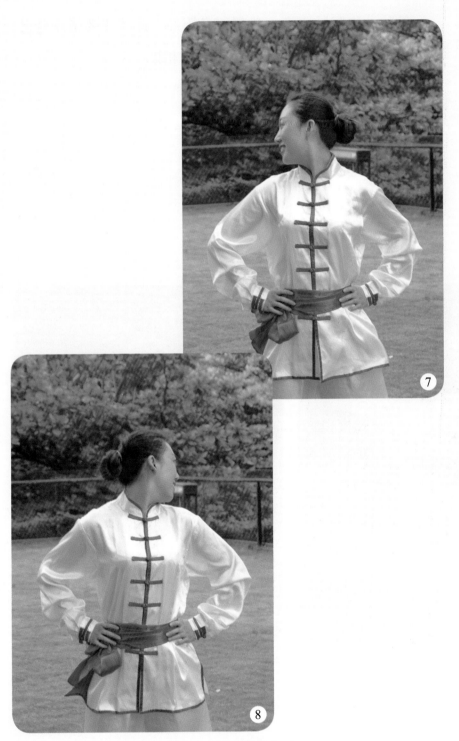

图 2-6　妊养真阴（4）

第六式：督领身阳（见图2-7）

督脉又称阳脉之海，总督一身阳经，此式主要锻炼督脉，用以调节全身阳经的经气运行，与任脉相接。

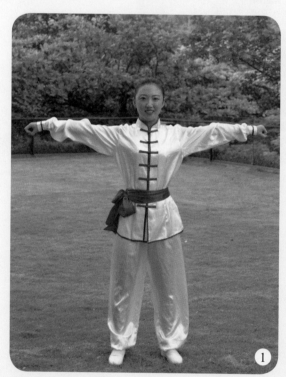
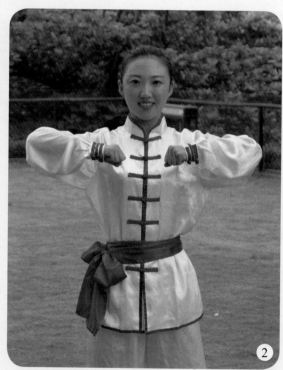

图 2-7　督领身阳（1）

两手握空拳，先将上肢上举与肩平，屈肘 90 度，然后做扩胸运动，同时尽力抬头后仰，双眼望天，停留片刻后还原，再缓慢向前向下尽力低头，双眼看地，同时做扩胸运动，停留片刻后还原。如此反复 9 次。

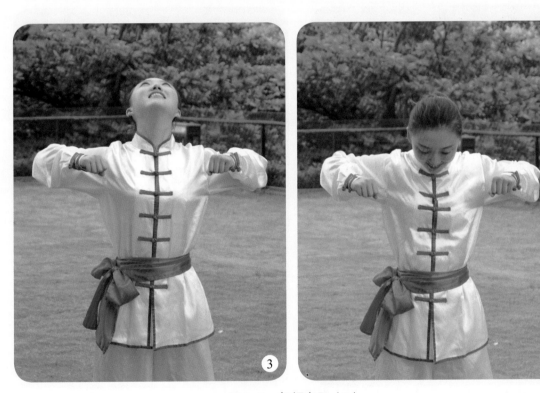

图 2-7　督领身阳（2）

第七式：益蓄气血（见图 2-8）

膀胱经乃多血多气之经，此式主要锻炼膀胱经，有助于气血渗贯流通。

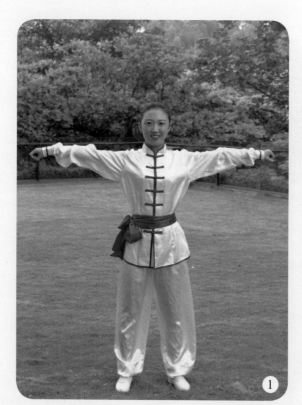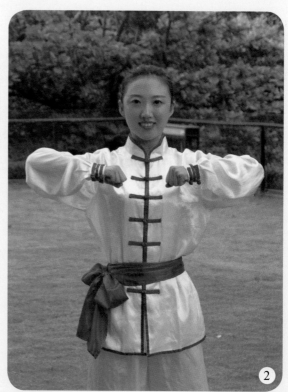

图 2-8　益蓄气血（1）

　　两手握空拳，先将上肢上举与肩平，屈肘 90 度，然后做扩胸运动，同时头部尽力向左后方旋转，停留片刻后还原，再缓慢将头部尽力向右后方旋转，同时做扩胸运动，停留片刻后还原。如此反复 9 次。

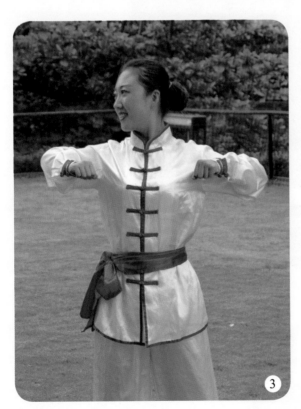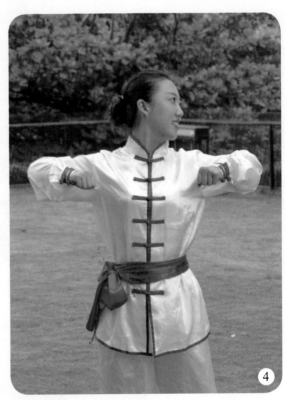

图 2-8　益蓄气血（2）

第八式：缓节柔筋（见图 2-9）

此式锻炼膀胱经，以健壮膀胱经之筋经。

1. 两手掌交叉，抱住后枕部前按，项部用力向后仰，形成与项争力之势，每次对抗时间约 5 秒。如此反复 9 次。

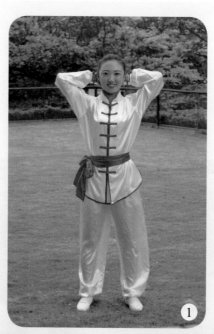

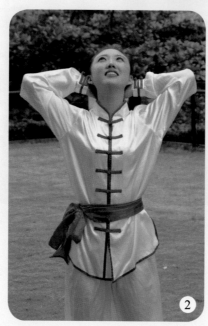
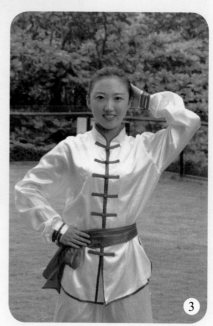

图 2-9　缓节柔筋（1）

2. 用左手按住头左侧，头向左用力对抗；右手按住头右侧，头向右用力对抗，左右交替，每次对抗时间约 5 秒。如此反复 9 次。

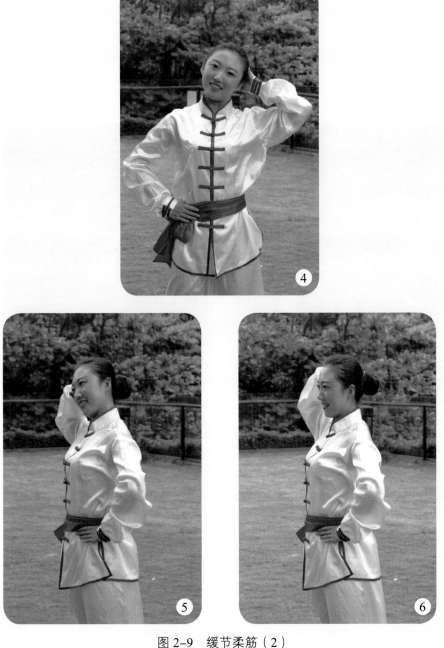

图 2-9　缓节柔筋（2）

第九式：奏筝解郁（见图 2-10）

此式主要锻炼小肠经、胆经，使郁滞之经气重得通利。

双手分别向上拉拔左右两侧的斜方肌，要求将肌肉拉动而不与皮肤之间产生摩擦。如此反复 3 次。

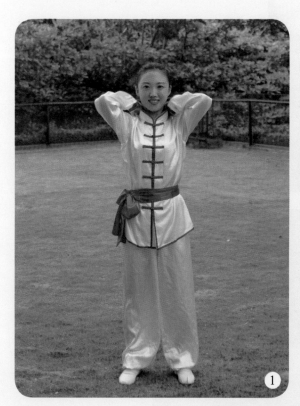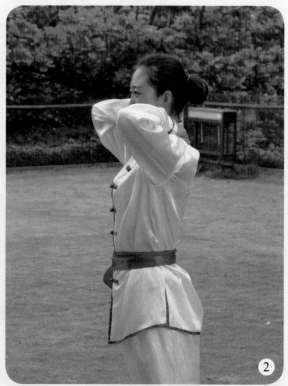

图 2-10 奏筝解郁（1）

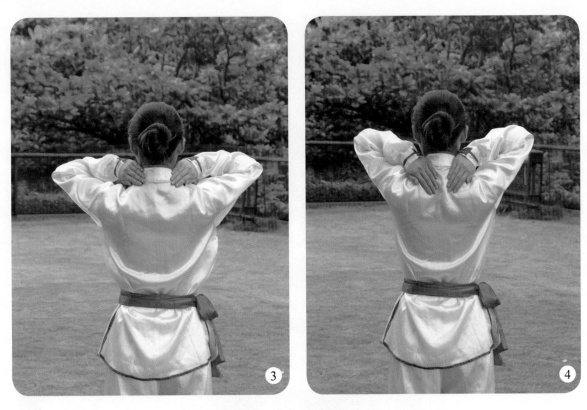

图 2-10　奏筝解郁（2）

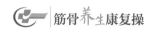

第十式：兰指散结（见图 2-11）

此式可使郁结于经脉的气血散开，从而化瘀、散结、止痛。风池穴归于胆经，位于枕骨之下，胸锁乳突肌与斜方肌上端之间的凹陷处；肩外俞归于小肠经，位于第 1 胸椎棘突下旁开 3 寸处；肩中俞归于小肠经，位于第 7 颈椎棘突下旁开 2 寸处。

两手指分别用力点按风池、肩外俞、肩中俞，每穴点按 1 分钟。

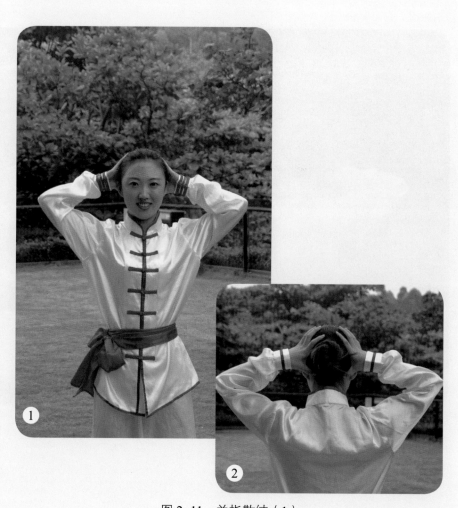

图 2-11　兰指散结（1）

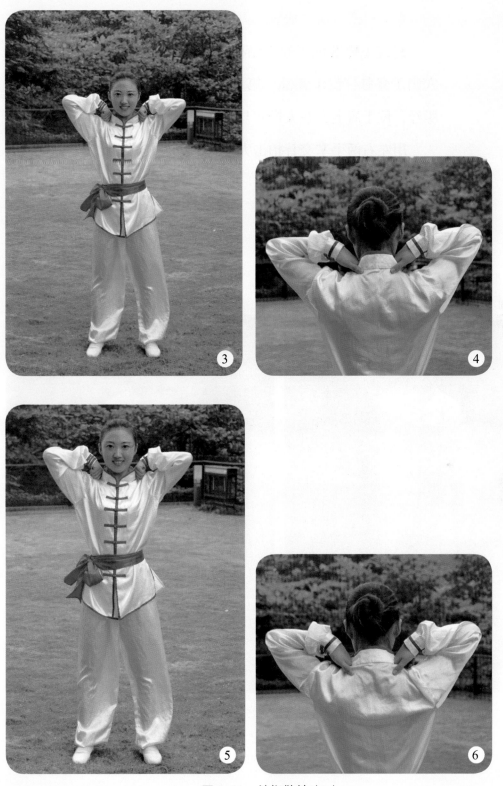

图 2-11　兰指散结（2）

第十一式：震柱松弦（见图2-12）

此式主要锻炼胆经，以松散项部冻结与黏滞之筋经。大椎穴归于督脉，位于背部，第7颈椎棘突下凹陷处；肩井穴归于胆经，位于肩上，在大椎穴与肩峰端连线的中点上。

用左右两手掌交替拍击大椎穴、肩井穴。如此反复9次。

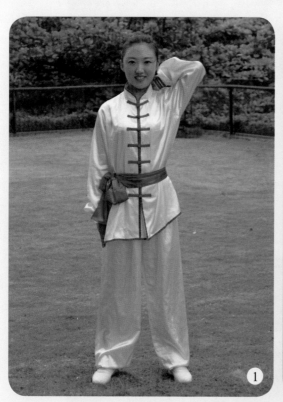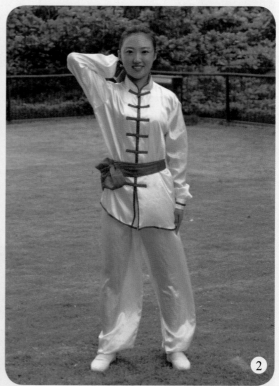

图2-12　震柱松弦（1）

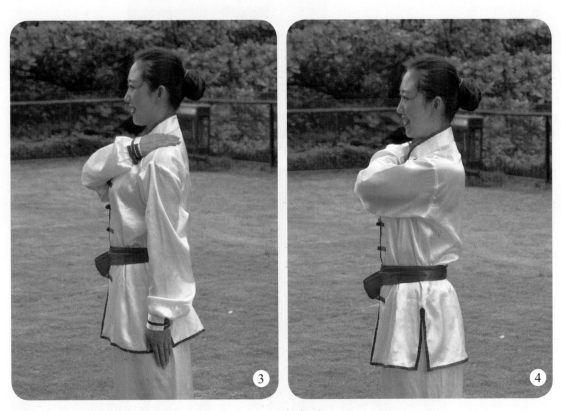

图 2-12　震柱松弦（2）

第十二式：弩弓折柱（见图 2–13）

此式意在通调全身经气，以达阴阳相随，外内相贯之功。

双手掌交叉上举过头，双手臂、头、脊背极力后仰，双膝

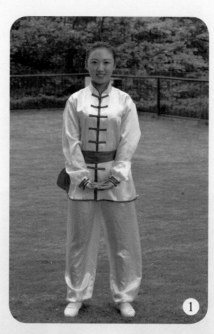

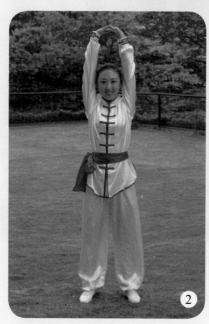

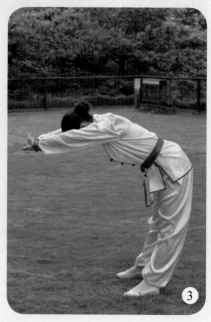

图 2–13　弩弓折柱（1）

微屈，全身尽力绷紧，犹如拉紧弓箭，再俯身向前，随势推掌
至双足正前方，抬头目前视，膝挺直，足跟勿离地。如此反复
9次。

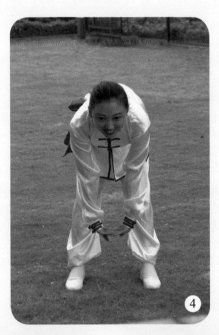

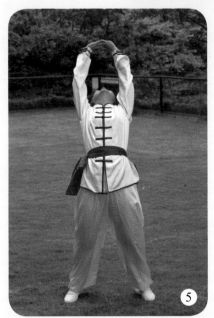

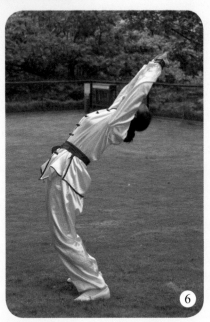

图2-13　弩弓折柱（2）

四、注意事项

1. 练功前 10 至 15 分钟停止一切活动，排空大小便，做好练功准备。

2. 练功时要心情平静，排除杂念，全身自然放松，做到动静结合、练养相兼。

3. 调节呼吸，做到意气合一。

4. 练功应循序渐进，持之以恒，不要急于求成。

5. 每次练功时间约 30 分钟，每天早晚各一次。

6. 空腹和饭后不要马上练功。

7. 练功时如有头痛、头晕、胸闷及颈部不适，应及时就诊查找原因。

主要参考资料

［1］中华医学会.临床诊疗指南：疼痛学分册［M］.北京：人民卫生出版社，2007：98-99.

［2］徐书君，梁兆晖，符文彬.针灸从心肾论治颈椎病慢性颈痛：临床随机对照研究［J］.中国针灸，2012，09：769-775.

［3］《黄帝内经（影印本）》［M］.北京：人民卫生出版社，2015.5：289.

［4］明·杨继洲.针灸大成［M］.北京：人民卫生出版社，2012.

［5］程华丽，赵冬梅.补肾活血汤联合针灸治疗老年痴呆临床研究［J］.河南中医，2017，04：619-621.

✿ 林氏八段功

一、简介

　　林氏八段功由广东省中医院林定坤主任编排，乃遵从传统中医骨伤科"内练气血、外强筋骨"之理念，根据中国传统之武术、导引动作和现代康复医学理论精心编排而成。它结合了古代养生理念和现代康复方案，融合了五禽戏、太极拳、八段锦中等具有养生保健功效的动作，以及脊柱疾病、四肢关节疾病等疾病康复治疗中需长期锻炼的动作。它是中西医融合的体现，融合了中医传统养生功法，吸取了现代医学康复理论的精华，是一套促进个人体质健康发展、激励个人积极进行身体锻炼的健康保健操。

　　八段功中的"八段"是指此法共分为八式；"功"是指一种本领或能耐，此外还有功效之意，意为习练此法可养成一定的功力，长期锻炼可有成效。八段功基于古代"天人合一"的思想体系，追求"天地人相应"的状态，把"精、气、神"作为功法的基础要素[1]。

二、养生功效

1. **调和气血**：人之生以气血为本，气血的生成与运行又依赖于脏腑经络的正常生理活动。习练本功时呼吸自然深长，肢体活动舒展流畅，对全身气血的运行可起到良好的促进作用。

2. **调整脏腑功能**：人体是一个有机整体，脏与脏、脏与腑、腑与腑之间，生理上相互协调、互相作用，在病理上也相互影响[2]。此功法以平衡阴阳为指导思想，以安五脏顺六腑为大法，以动入静、以静入动、动静结合来固养精、气、神，从而调整人体的生理功能。

3. **强筋健骨**：中医把人的皮、肉、筋、骨、脉称为"五体"[3]。筋和骨通常合称筋骨，筋膜得养，则筋力强健，刚柔并济，有效地增强呼吸运动和脊柱、四肢关节的活动，同时不会引起活动损伤。长期习练本功法，可增强体质，增强神经及肌肉的协调性，增强肌肉力量，对颈腰椎劳损、关节劳损退化有一定的防治作用。

4. **增强免疫力**：人的机体本身具有排除异物、保卫自身的作用，即机体内在的抗病能力，中医称之为"正气"，"正气存内，邪不可干"。此法以扶正祛邪为指导，可达充沛气血，促进血液循环，旺盛机能，提高免疫力的功效[4]。

三、动作要领

第一式：两手托天理三焦（见图 3-1）

自然站立，两足平开，与肩同宽，含胸收腹，腰脊放松。

正头平视，口齿轻闭，宁神调息，气沉丹田。双手自体侧缓缓

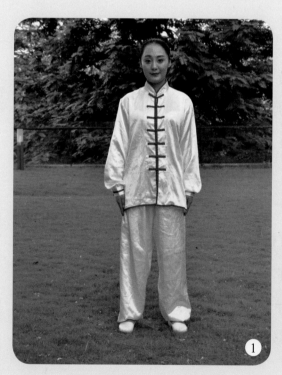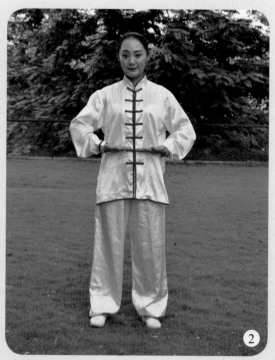

图 3-1　两手托天理三焦（1）

举至头顶，转掌心向上，用力向上托举，足跟亦随双手的托举
而起落。托举六次后，双手转掌心朝下，沿体前缓缓按至小腹，
还原。

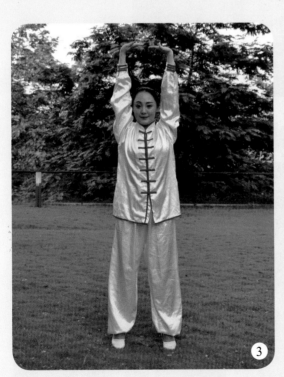 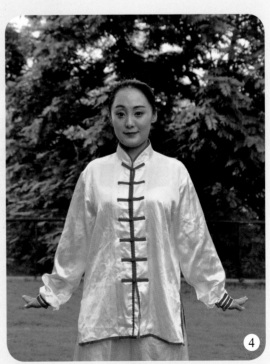

图 3-1　两手托天理三焦（2）

第二式：平举降气绷身腰（见图 3-2）

自然站立，双手手心向上，缓缓呼气并向外打开，自体侧

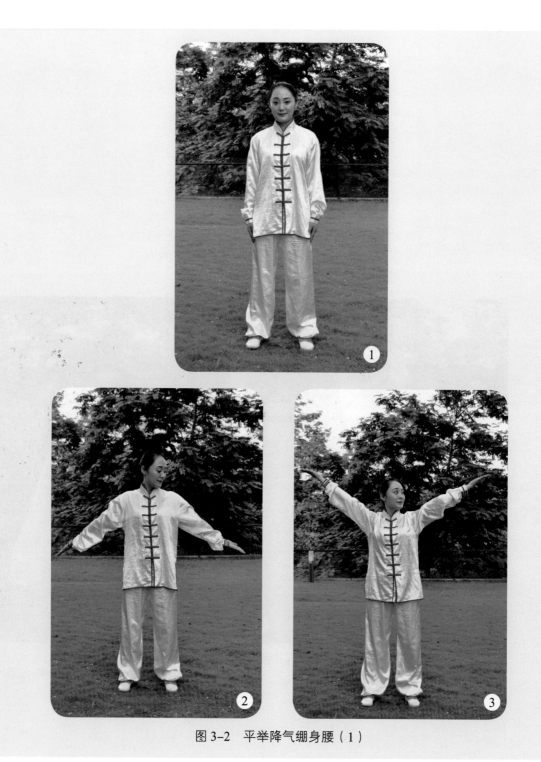

图 3-2　平举降气绷身腰（1）

上举至头，掌心向下时呼气，下降至髋部两侧，双手外旋并下
按，吸气后呼气，还原至体侧。

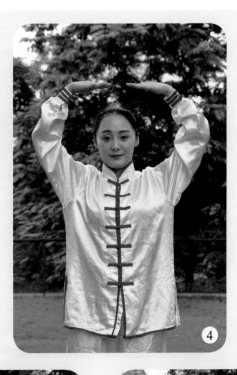

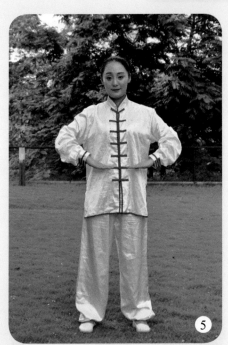
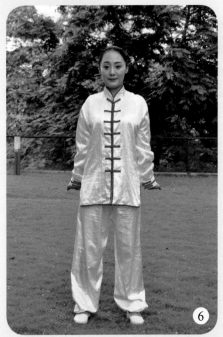

图 3-2　平举降气绷身腰（2）

第三式：弓步挺腰大挥手（见图3-3）

自然站立，左脚向前迈开一步，吸气，身体下蹲成弓步，双手平直打开，手掌背屈撑开，成挥手状，呼气；稍作停顿后，

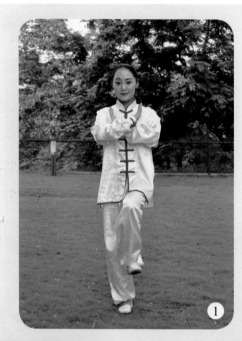

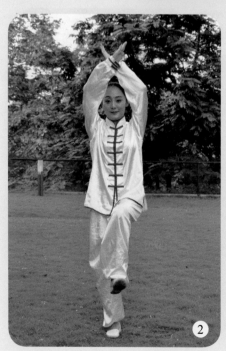

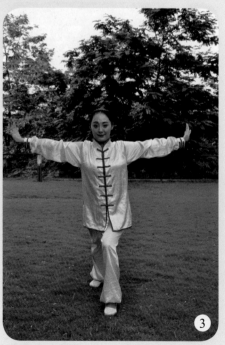

图3-3 弓步挺腰大挥手（1）

随即将身体上起，顺势收回左腿，迈出右腿，余同前。后手、腿同时收回，还原成自然站立。

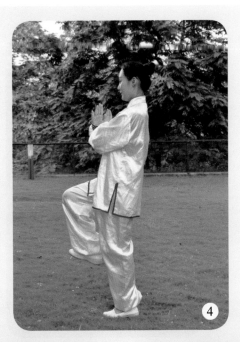

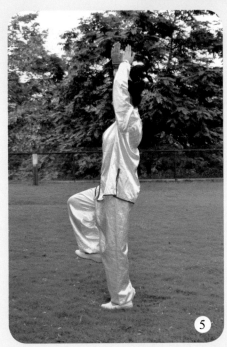

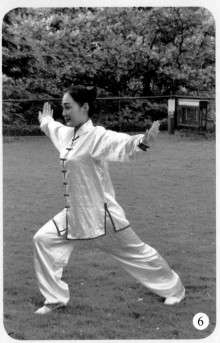

图 3-3　弓步挺腰大挥手（2）

第四式：上步转腰冲双拳（见图 3-4）

自然站立，吸气，右脚向前迈开一步，身体下蹲成弓步，左拳出击时呼气，右拳同时后拉，形成一种"争力"，两眼通过

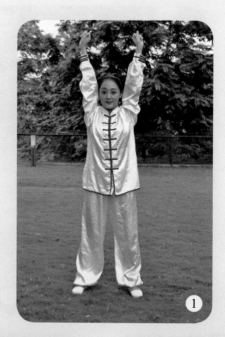

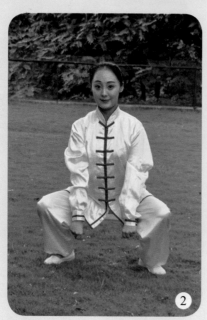

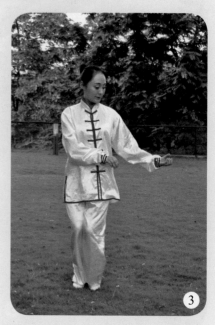

图 3-4　上步转腰冲双拳（1）

左拳凝视远方；稍作停顿后，随即将身体上起，顺势收回左腿，迈出右腿，顺势转动腰部，收回左拳，击出右拳。后手、腿同时收回，还原成自然站立。

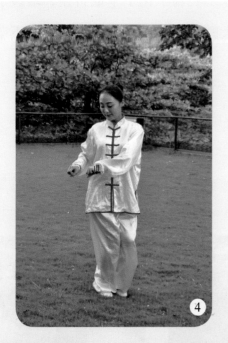

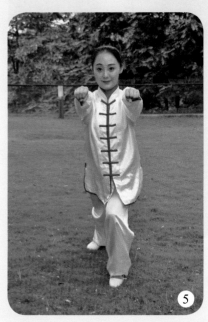

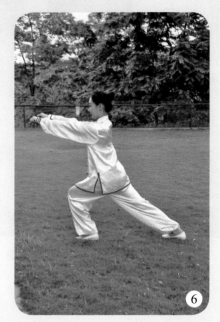

图 3-4　上步转腰冲双拳（2）

第五式：大鹏展翅健三角（见图 3-5）

松静站立，两足平开，与肩同宽。两臂平举自体侧缓缓打开，吸气，掌心朝下，上升与肩约 45 度时，作勾手状，双肩向上作托举。后双手腕勾手化手掌成折角，缓缓下降并呼气，两臂伸直，意如大鹏展翅，再自身体两侧缓缓下落于体侧，如是反复。

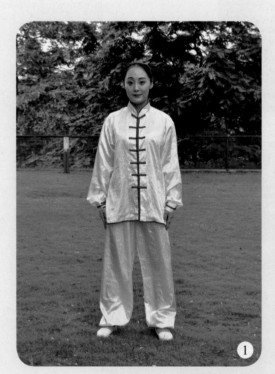 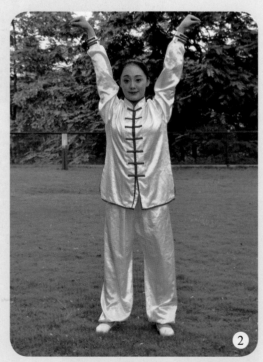

图 3-5　大鹏展翅健三角（1）

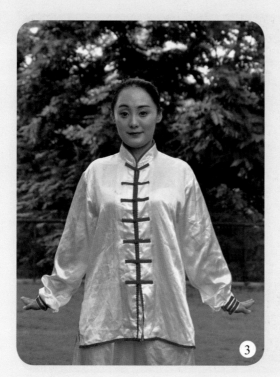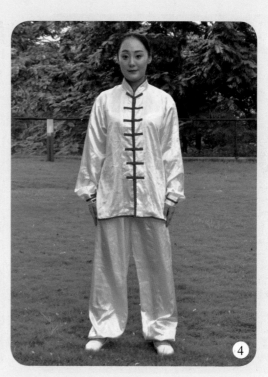

图 3-5　大鹏展翅健三角（2）

第六式：扎马擒拿百挂功（见图 3-6）

松静站立，吸气，两足横开，两膝下蹲，呈"骑马步"。双手握拳，拳眼向上。出击右拳时呼气，阻挡擒拿，以腰为轴，头脊要正，两眼通过右拳凝视远方，左拳同时后拉，与左拳出击形成一种"争力"。随后，收回右拳时吸气，击出左拳时呼气，要领同前。

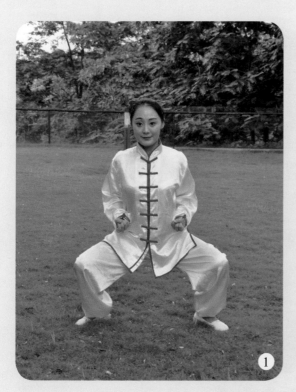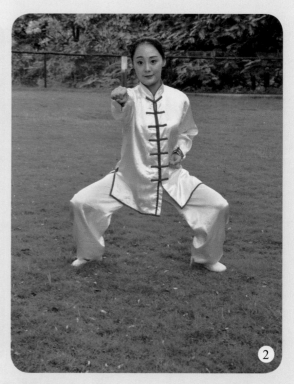

图 3-6　扎马擒拿百挂功（1）

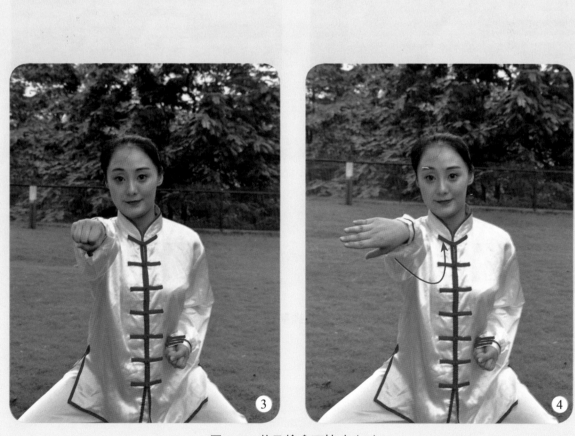

图 3-6　扎马擒拿百挂功（2）

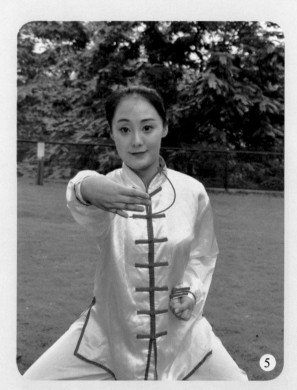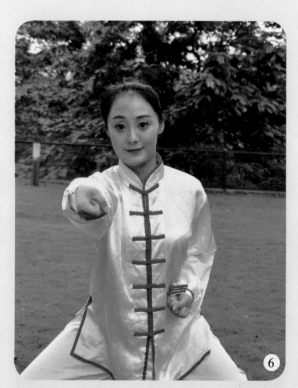

图 3-6 扎马擒拿百挂功（3）

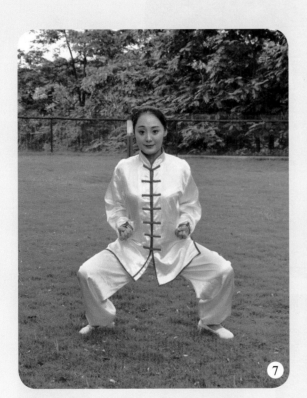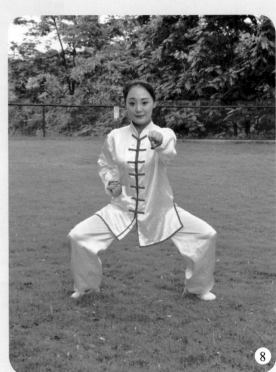

图 3-6　扎马擒拿百挂功（4）

第七式：手抱琵琶半蹲踢（见图 3-7）

自然站立，左右手顺势上提，吸气，手掌虚空，右臂弯曲，左臂下压，犹抱琵琶，同时，右膝屈曲成直角，左膝虚步；右

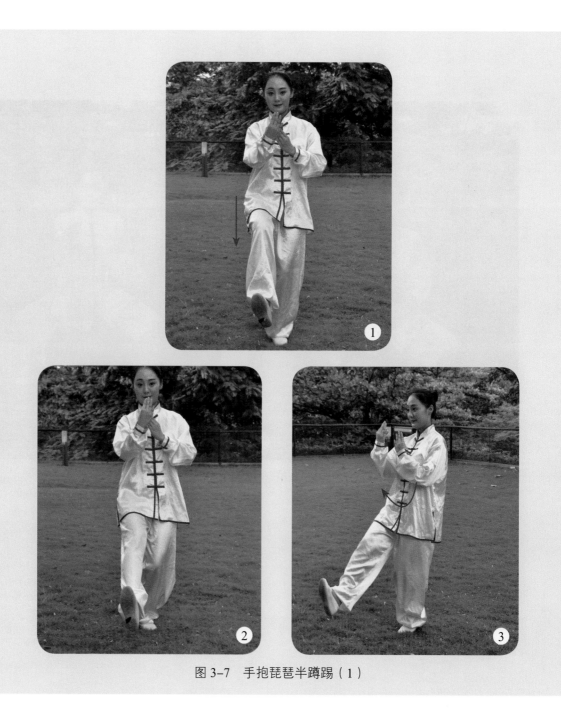

图 3-7 手抱琵琶半蹲踢（1）

踝关节屈曲外蹬发力，呼气，上体正下，稍向前探，两目平视，顺势下踏。左右手交替，双下肢轮回。

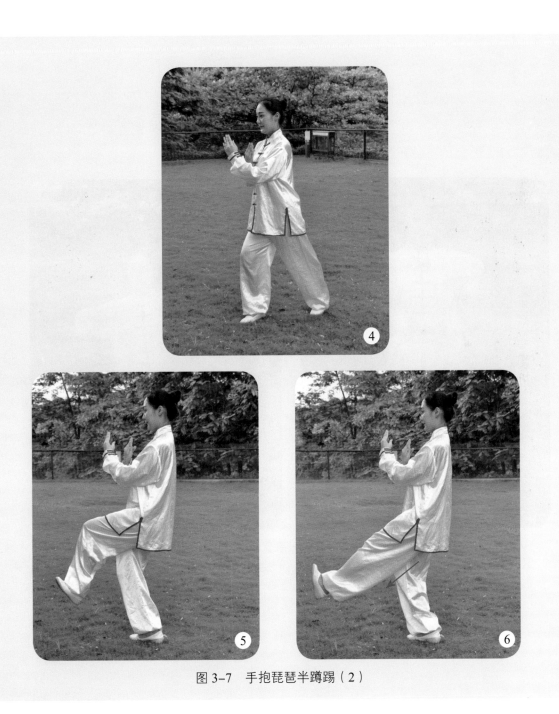

图 3-7　手抱琵琶半蹲踢（2）

第八式：游步云手化阴阳（见图 3-8）

自然站立，吸气，右手变掌，手心向右前，左手经腹前向左上划弧至左肩前，手心斜向后；身体重心移至左腿上，回叩右足尖成丁字步，身体渐向右转，左脚尖里扣，右足迈步成弓

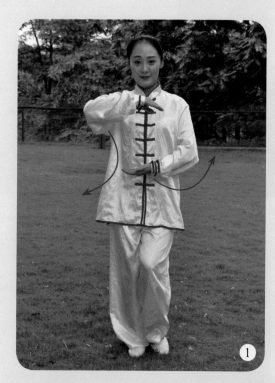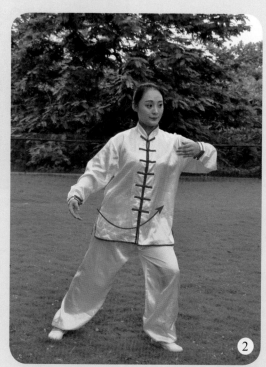

图 3-8　游步云手化阴阳（1）

步，左右云手同前，呼气；后左脚尖外旋，右脚尖内旋，弓步
变马步，云手同前；身体重心右移，左足丁字步，余同前反之。

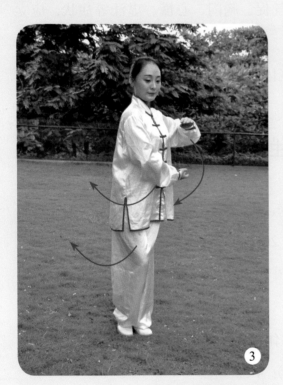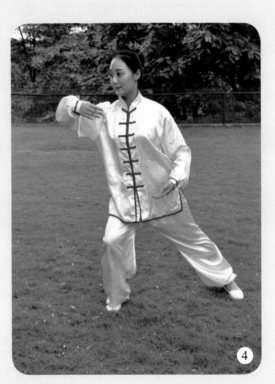

图 3-8　游步云手化阴阳（2）

四、注意事项

1. 时间及频次：每日可操练 1 至 2 次，每节动作 8 个八拍，晨起锻炼效果最佳，避免饱餐后练习，也可根据个人特点进行针对性训练。

2. 力度：习练时注意身形中正，心静体松，速度不宜过快，用力要适当均匀，缓慢而周到，循序渐进，量力而行，以练习者稍觉疲劳为度。如有气促、胸闷、心慌、虚汗等症状，应立即停止训练。

3. 不适用人群：年老体弱无法活动者。

主要参考资料

［1］林定坤，陈树东，林方政.林定坤健体八段功［M］.广州：广州教育出版社，2016.

［2］梁劲军.浅谈围手术期从气血论治［J］.广州医药，2012，43（2）：48-49.

［3］叶伟峰.中医五体与现代推拿的对应关系初探［J］.按摩与导引，2002，18（3）：4-5.

［4］李其忠.正气存内，邪不可干［J］.大众医学，2017，3（3）：58.

㉖ 腹部术后康复操

一、简介

腹部术后康复操是根据人体十二经络走向及解剖生理特点，结合腹部术后病人的特点而编成的康复保健操。在长期临床实践中，逐渐完善成八段动作。在临床运用过程中，确实达到促进术后康复及预防长期卧床带来的并发症等作用。

二、养生功效

腹部术后康复操不仅适合腹部术后病人康复锻炼，同时也适合活动受限长期卧床人群的功能锻炼。此操通过疏通经络，调节脏腑，不仅可促进术后胃肠功能恢复，还可以预防肺部感染、深静脉血栓及压疮的形成。

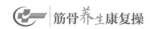
三、动作要领

预备姿势（见图 4-1）

平卧于床上，两眼平视前方，双手自然平放于身体两侧，双脚与肩同宽，全身放松，自然呼吸。

每一段开始前及收势均还原至预备姿势。

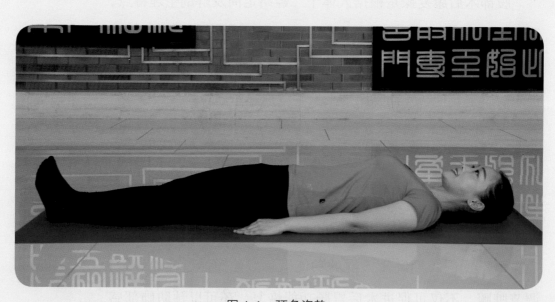

图 4-1 预备姿势

第一式：吐浊纳清功（见图 4–2）

1. 平卧于床上，下颌微收，全身放松，配合吸 – 停 – 呼的呼吸方法。

2. 吸气时使最大量的清气吸入体内，呼气时使最大量的浊气排出，如此反复 5 次。

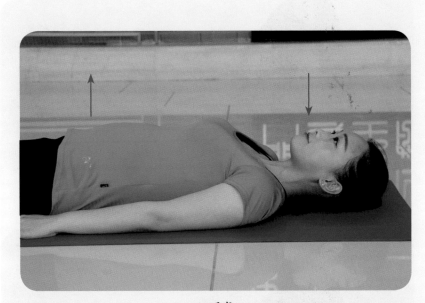

1. 吸气

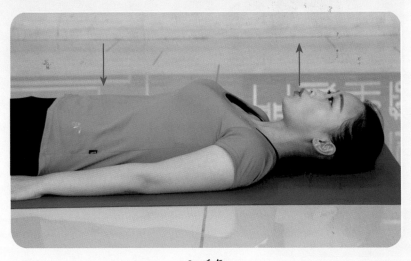

2. 呼气

图 4–2　吐浊纳清

第二式：抬头扩胸功（见图 4–3）

1. 双手握拳，抬高于胸前，保持双腿弯曲。

2. 吸气时，双手缓缓向外侧扩展，稍稍用力，带动手臂和

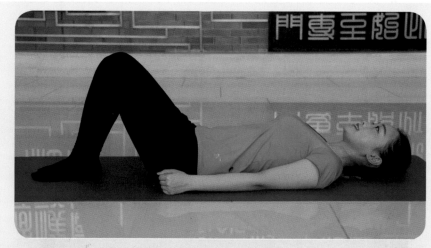

1. 屈膝握拳

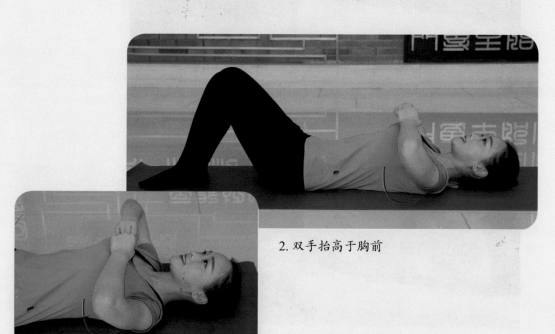

2. 双手抬高于胸前

3. 双手抬高于胸前

图 4–3　抬头扩胸（1）

肩颈部的肌群进行伸展，感觉到胸腹完全展开。

3.保持数秒后，呼气时，两手缓缓收回至胸前。

如此重复 5 次。

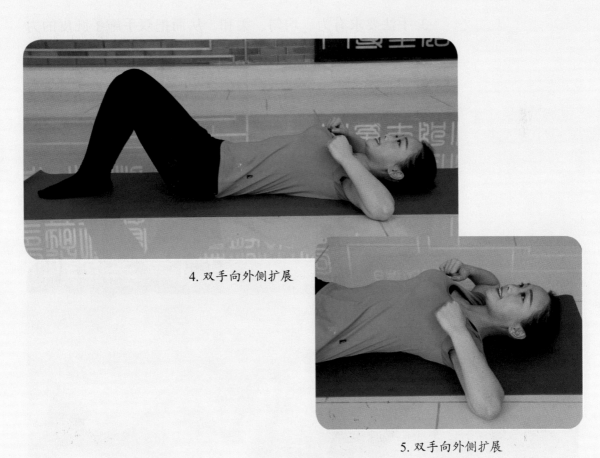

4.双手向外侧扩展

5.双手向外侧扩展

图 4-3　抬头扩胸（2）

第三式：消除胀气功（见图 4-4）

1. 保持双腿屈膝，用左手的掌心贴附肚脐，右手掌心叠在上面。

2. 两手齐用力，顺时针方向以画圈方式边按边摩擦腹部，由肚脐为起点逐渐画圈至全腹，再由全腹为起点画圈倒回至肚脐。

3. 手法要求有力、均匀、柔和，从而把双手施予肚皮的力量渗透到胃肠道。

如此反复 5 次。

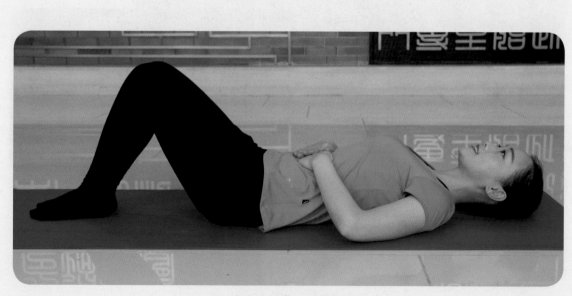

1. 屈膝，双掌心贴附肚脐

图 4-4　消除胀气（1）

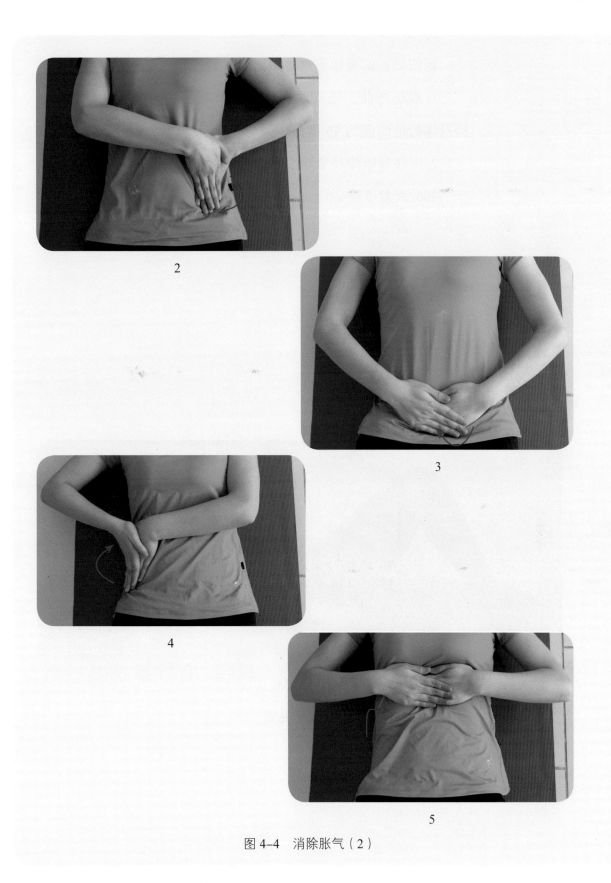

2

3

4

5

图4-4 消除胀气（2）

第四式：仰面抬臀功（见图 4-5）

1. 双腿弯曲，吸气时利用腰腹及双足的力量撑起臀部，保持身体与地面成约 45 度角。

2. 屏住呼吸维持 2 至 3 秒，呼气时缓缓放下臀部。

如此反复 5 次。

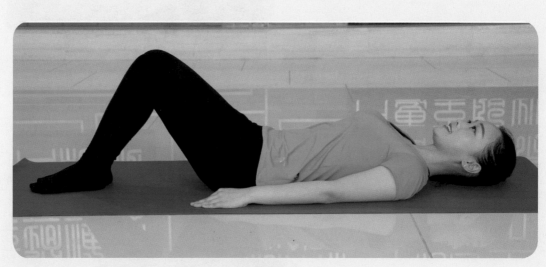

1. 双腿弯曲

图 4-5　仰面抬臀（1）

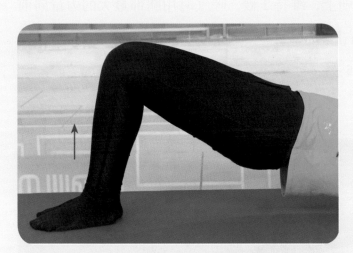

2. 抬臀

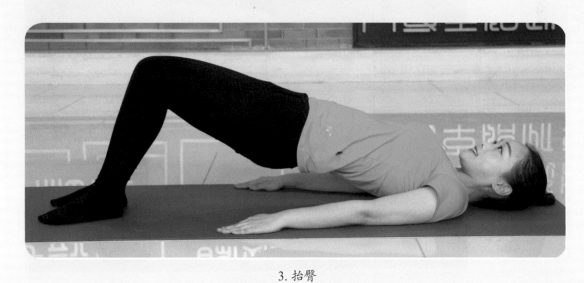

3. 抬臀

图4-5 仰面抬臀（2）

第五式：卧式马步功（见图 4-6）

1. 双腿伸直，吸气时抬高左腿约 60 度，屈膝，屏住呼吸同时绷紧脚掌使足底尽可能朝上，维持 2 秒，呼气时用腿部最大的力量向前蹬，缓缓放下左腿。

2. 吸气时抬高右腿约 60 度，屈膝，屏住呼吸同时绷紧脚掌使足底尽可能朝上，维持 2 秒，呼气时用腿部最大的力量向前蹬，缓缓放下右腿。

如此反复 5 次。

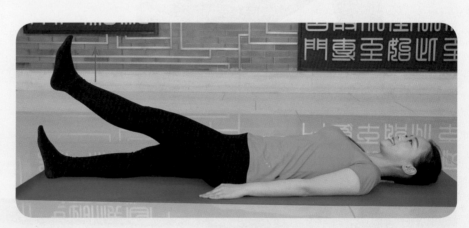

1. 抬左腿

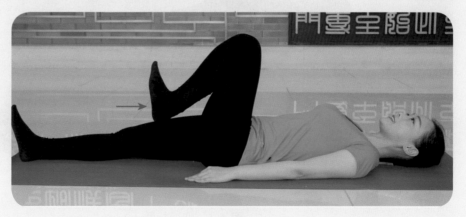

2. 屈膝

图 4-6　卧式马步（1）

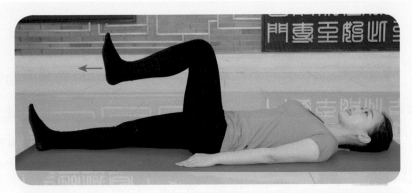

3. 向前踢

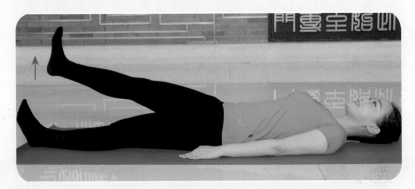

4. 抬右腿

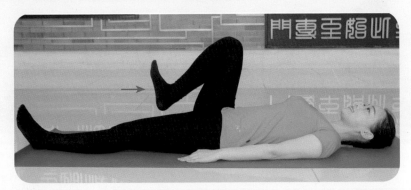

5. 屈膝

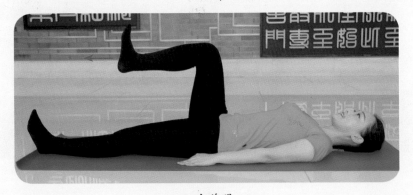

6. 向前踢

图 4-6　卧式马步（2）

第六式：卧式踢腿功（图4-7）

1. 双腿伸直，吸气时抬高左腿，屈膝，屏住呼吸同时绷紧脚掌使足底尽可能朝上，维持2秒，呼气时用腰部和腿部最大的力量，向左外侧踢出，可见腰腿部带动腹部随呼吸有频率地起伏。

2. 吸气时抬高右腿，屈膝，屏住呼吸同时绷紧脚掌使足底尽可能朝上，维持2秒，呼气时用腰部和腿部最大的力量，向右外侧踢出，可见腰腿部带动腹部随呼吸有频率地起伏。

如此反复5次。

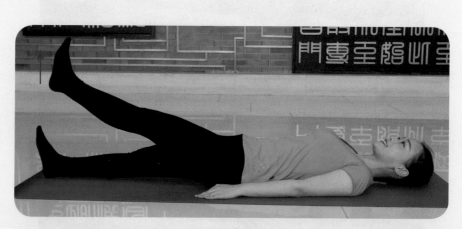

1. 抬左腿

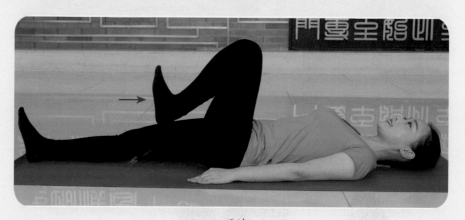

2. 屈膝

图4-7　卧式踢腿（1）

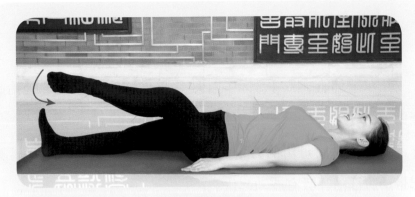

3. 向左外侧踢出

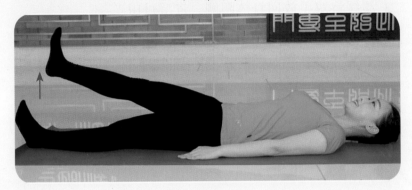

4. 抬右腿

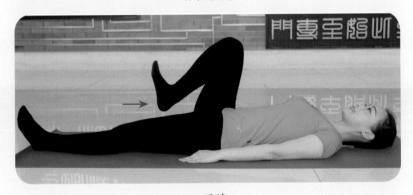

5. 屈膝

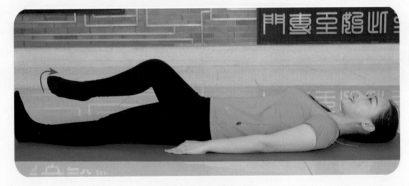

6. 向右外侧踢出

图 4-7　卧式踢腿（2）

第七式：甩弹云手功（图4-8）

1.双腿伸直，双手掌心向上，吸气时双手臂展开缓缓抬起至头顶。

2.呼气时用丹田的力量使两手向上用力弹起，可见手臂弹起带动腹部随呼吸有波动起伏。

3.缓缓将双手放回身体两侧，气沉丹田。

如此反复5次。

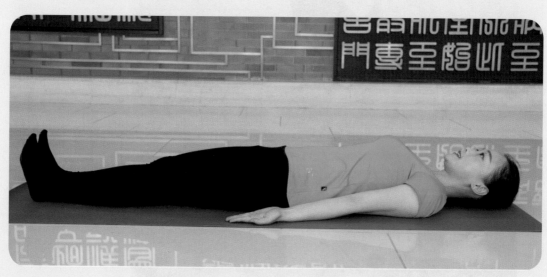

1.双手掌心向上平放

图4-8　甩弹云手（1）

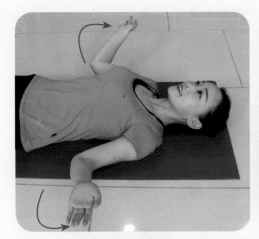

2. 吸气时双手臂展开

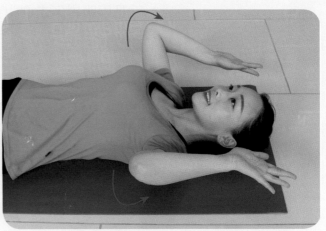

3. 缓缓抬起

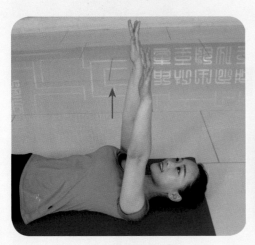

4. 随呼气向上甩云手

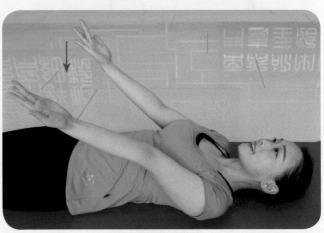

5. 缓缓放下双手

图 4-8　甩弹云手（2）

第八式：经络拍打功（见图4-9）

1.半卧于床上，两眼平视前方，挺直腰背，微收下巴，自然呼吸。

2.双手后放于双肾俞处，双手循足少阳胆经走向由大腿外侧至小腿外侧拍打。

3.循足阳明胃经走向由大腿上方至小腿上方拍打。

如此反复5次。

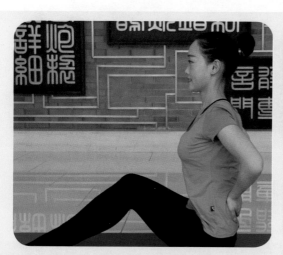
1.双手放于肾俞

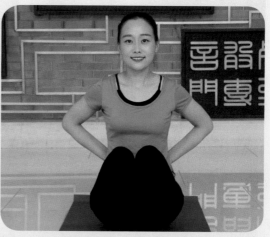
2.双手放于肾俞

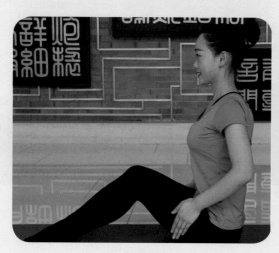
3.拍打胆经

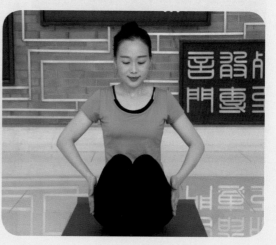
4.拍打胆经

图4-9　经络拍打（1）

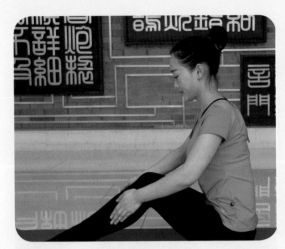

5. 拍打胆经

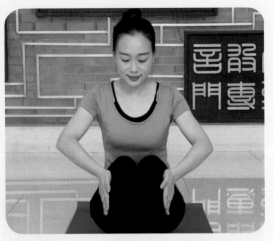

6. 拍打胆经

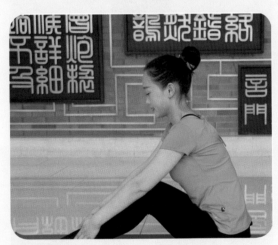

7. 拍打胆经

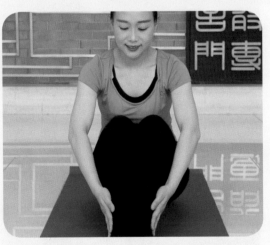

8. 拍打胆经

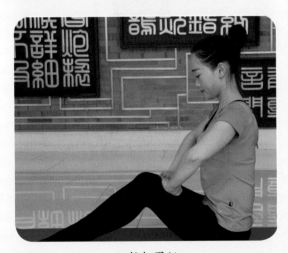

9. 拍打胃经

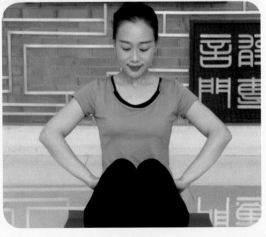

10. 拍打胃经

图 4-9　经络拍打（2）

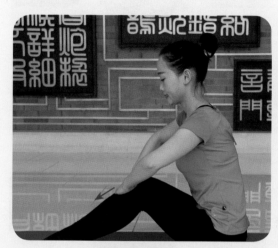

11. 拍打胃经

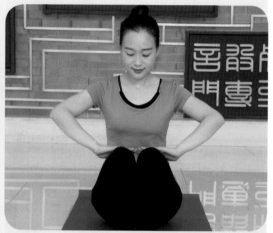

12. 拍打胃经

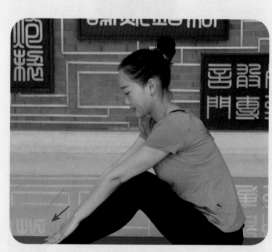

13. 拍打胃经

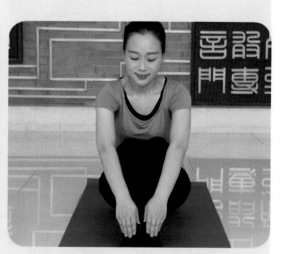

14. 拍打胃经

图 4-9　经络拍打（3）

四、注意事项

1.此康复操适合于腹部术后病人的康复锻炼，但腹部大手术术后，特别是术口大的术后患者需经过医生评估后方可进行，防止并发症发生。

2.因个人差异，进行锻炼时频率、力度、时间和次数可根据个人情况调节，以感到疲劳为度，每日循序渐进，切勿过度劳累。

3.如练习过程中有任何不适，请立即终止并告知医护人员。

4.患有颈椎腰椎疾病者不适合进行此项锻炼。

主要参考资料

[1]邬建卫.八段锦[M].四川：四川科学技术出版社，2009.

[2]黄光明.经络拍打养生法[M].北京：化学工业出版社，2010.

[3]刘高峰.揉肚子的学问[M].北京：中国中医药出版社，2014.

❀ 腰背肌功能锻炼操

一、简介

《黄帝内经》记载：肝主筋，肾主骨，而腰为肾之府[1]。肾气不充，骨质不坚，腰脊酸软。《十四经发挥》也指出：腰部为"带脉"所行之处[2]，特别是脊柱两旁的后腰是肾脏所在位置，肾喜温恶寒，经常进行腰背肌锻炼可以补肝肾，强筋骨，强壮腰脊，温煦肾阳，疏通带脉，固精益肾。

腰背肌功能锻炼操就是一种锻炼腰背肌和腹肌功能的保健操，能够维持或增强腰椎稳定性[3]，疏通腰部的气血运行，起到健肾强腰的作用，能显著增强脊柱周围软组织对腰椎和腰椎间盘的维持和保护作用，可延缓腰椎及椎间盘的退变进程，有效促进病变腰椎功能的改善[4]，从而有效预防和治疗腰椎间盘突出症的发生。

二、养生功效

1.补肝肾，强健腰肌：腰为肾之府，说明腰的重要性，经常锻炼腰背肌，可疏通腰部的气血运行，起到健肾强腰的作用。肾藏精，主骨；肝藏血，主筋。精血互生、肝肾同源，筋骨相连、肝肾同治并补，可使精充血旺、骨健筋强。

2.动形体，行气活血：以腰部肌肉锻炼为主的活动，带动全身，故周身肌肉、筋骨、关节、四肢百骸均得到锻炼，使营卫气血周流，百脉通畅，脏腑和调，具有健腰益肾、舒筋壮骨、行气活血等作用。

3.调气机，以养周身：中医理论认为：肾主纳气，为元气之根。《类经》曰：上气海在膻中，下气海在丹田[5]，而肺肾两脏所以为阴阳生息之根本。腰背肌锻炼可益肾而固护元气，丹田气充，则鼓荡内气周流全身，脏腑、皮肉皆得其养。

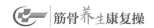

三、动作要领

预备动作（见图 5-1）

全身放松，平卧于垫上或床上，目视正上方，双手臂自然摆放于身体两侧，双腿并拢，呼吸均匀。

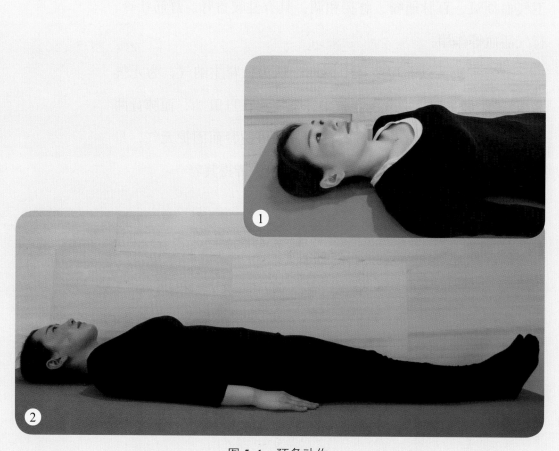

图 5-1　预备动作

第一式：踝泵运动（见图 5-2）

取仰卧位，下肢伸展，大腿放松，缓缓勾起脚尖，尽力使脚尖朝向自己，至最大限度时保持 10 秒钟，然后脚尖缓缓下压，至最大限度时保持 10 秒钟，然后放松，这样一组动作结束。每次练习 3～5 分钟，每天练 5～8 次。

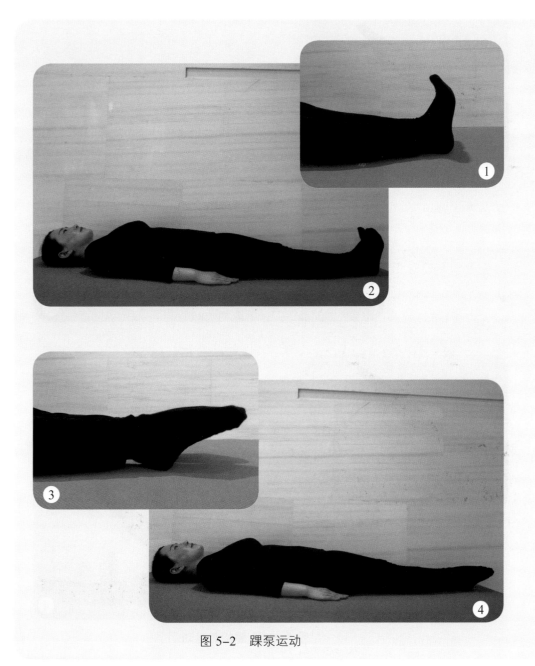

图 5-2　踝泵运动

第二式：直腿抬高运动（见图 5-3）

大腿股四头肌收缩，膝关节伸直，踝关节尽量背伸，主动做直腿抬高动作到最高，保持 10 秒钟，缓慢放下，双腿轮流进行，每天做 5 ～ 10 组。

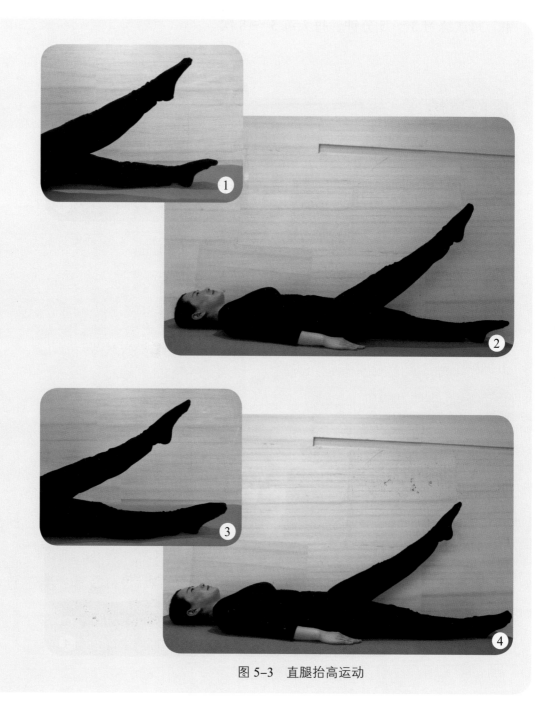

图 5-3　直腿抬高运动

第三式：仰卧踩蹬车运动（见图 5-4）

双腿向上似蹬自行车状，20 秒为一次，然后放松，每次

1 ～ 15 分钟，每天早晚各一次。

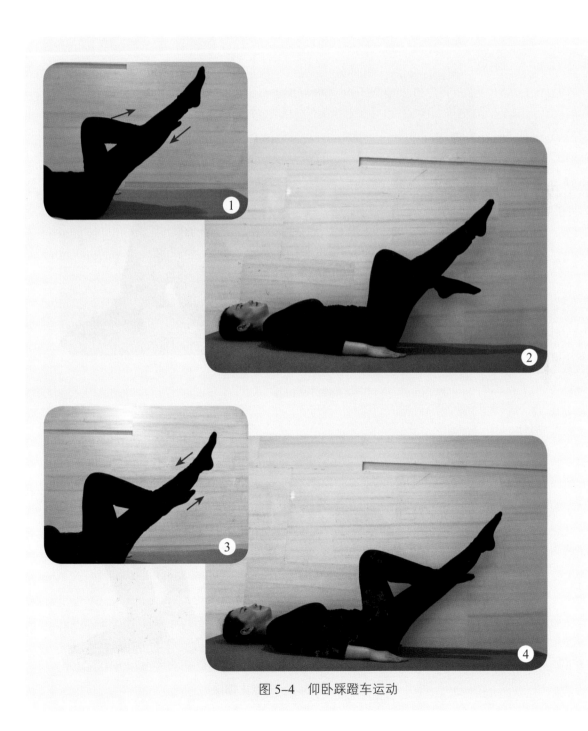

图 5-4　仰卧踩蹬车运动

第四式：五点支撑法（见图5-5）

取仰卧位，双脚打开，屈膝，屈肘，以足跟、双肘、头部当支点，腹部及臀部向上抬起，尽量把腹部与膝关节抬平，维持5秒，然后缓慢放下，一起一落为一个动作，反复进行。

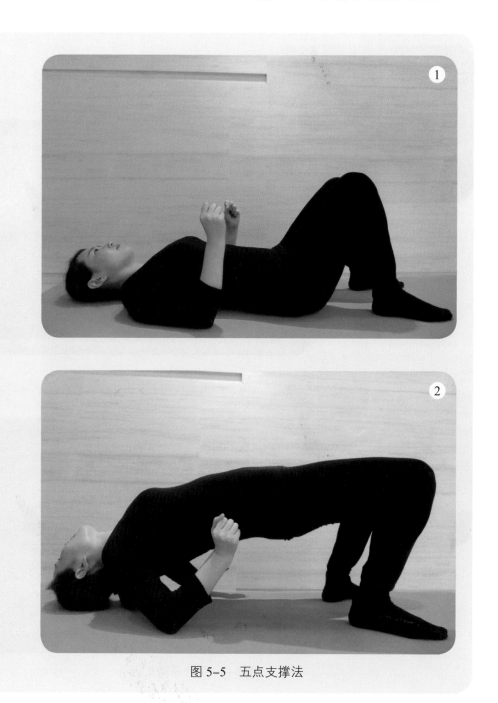

图5-5　五点支撑法

第五式：飞燕式（见图 5-6）

俯卧，以腹部为支撑点，头、颈、胸抬高，做挺胸动作，两臂后伸，双下肢向后上方抬高，整个身体呈反弓形，如飞燕点水姿势，保持 5 秒钟，然后放松，反复进行。

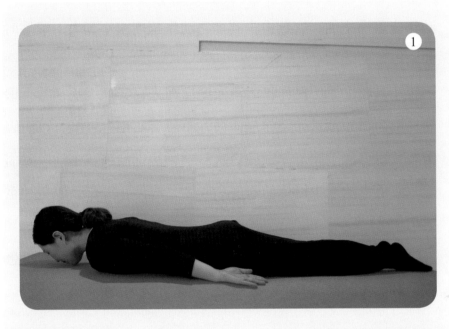

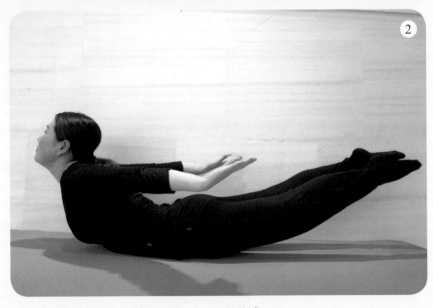

图 5-6 飞燕式

四、注意事项

1.时间与及频次：练功时应思想集中，全神贯注，要顺应四时气候的变化，注意保暖。练功次数，一般为每日 2～3 次，动作应逐渐增加，次数由少到多，动作幅度由小到大，锻炼时间由短到长。

2.力度：练功内容和运动强度应因人而异、因病而异，锻炼原则为循序渐进，动作缓而慢，不要突然用力过猛，以防因锻炼腰肌而扭了腰。如锻炼后次日感到腰部酸痛、不适、发僵等，应适当地减少锻炼的强度和频度，或停止锻炼，以免加重症状。

3.不适用人群：颈椎病患者不适宜四、五式；腰椎骨折患者早期不适宜第五式。

主要参考资料

［1］黄帝内经·素问［M］.北京：人民卫生出版社.2005.

［2］元·滑寿.十四经发挥［M］.上海：卫生出版社.1956.

［3］刁海静，张建华.腰背肌锻炼在腰椎间突出症治疗中的应用现状［J］.中国中医急症：2009，18（10）.

［4］吕静.腰背肌功能锻炼在腰椎间盘突出症康复护理中的作用［J］.中国伤残医学：2016，24（11）：108-110.

［5］明·张景岳.类经·营卫三焦［M］.北京：中国医药科技出版社.2011.

⊙ 膝关节保健操

一、简介

膝关节是人体内构造最复杂、最易发生损伤的关节。中医理论认为"久立伤骨，久行伤筋"[1]；"按摩法，按其经络，以通郁闭之气；摩其壅聚，以散瘀结之肿，其患可愈"[2]；"宗筋主束骨而利机关也"[3]。膝关节保健操通过按摩和拍打穴位，起到通经活络，增加肌肉力量，延长膝关节的使用寿命，增加膝关节稳定性的作用。只要持之以恒，可延缓膝骨性关节炎的发生。

二、养生功效

1. 预防膝关节退化：可以使骨骼粗壮、肌肉有力，改善和延缓软骨衰老，促进膝关节血液循环，改善局部营养，松解筋腱粘连，达到强身健膝和预防膝关节退化的目的。

2. 缓解膝关节疼痛：可以疏通经络，缓解膝关节疼痛，达到止痛效果。

三、动作要领

预备动作（见图 6-1）

全身放松，平躺于床沿或端坐于凳子上，两臂自然下垂，双手放于身体两侧，两腿伸直稍分开，呼吸自然，深长匀细。

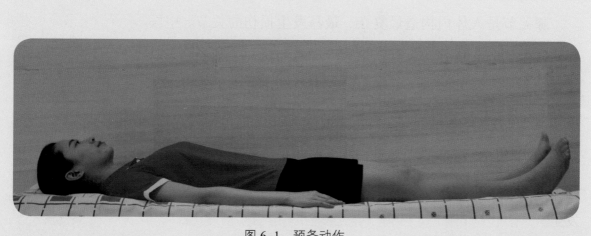

图 6-1　预备动作

第一式：踝泵运动（见图 6-2）

1. 双脚伸直稍分开，踝关节背伸，向上勾脚尖，定住 10

秒；踝关节跖屈，脚尖向下踩，定住 10 秒。两脚交替进行。

2. 一勾一踩为一组，每天 500 组为宜。

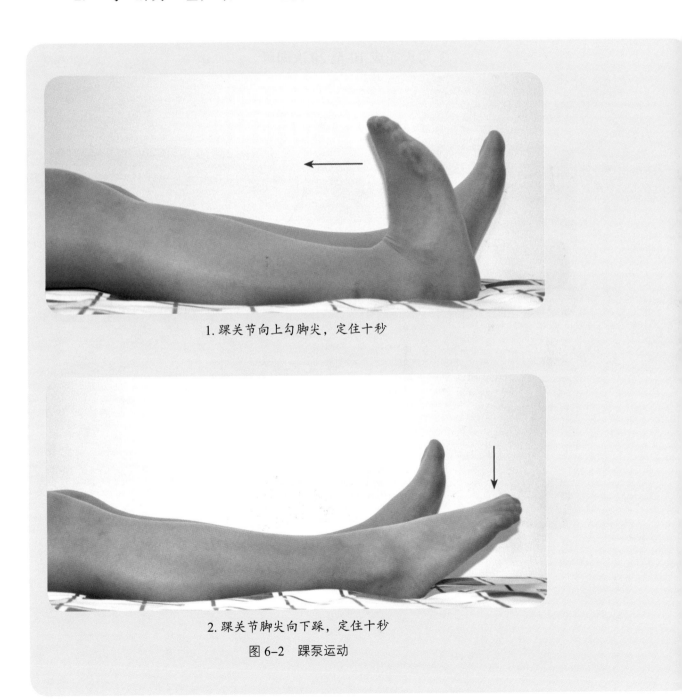

1. 踝关节向上勾脚尖，定住十秒

2. 踝关节脚尖向下踩，定住十秒

图 6-2　踝泵运动

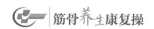

第二式：直腿抬高（见图 6–3）

1.踝关节背伸，向上勾脚尖，在膝关节伸直状态下抬起 10 ～ 15 厘米。

2.保持抬高姿势，坚持 10 秒以上，然后将腿平放，换对侧腿抬高。双腿交换进行。

3.每天完成 10 至 20 次即可。

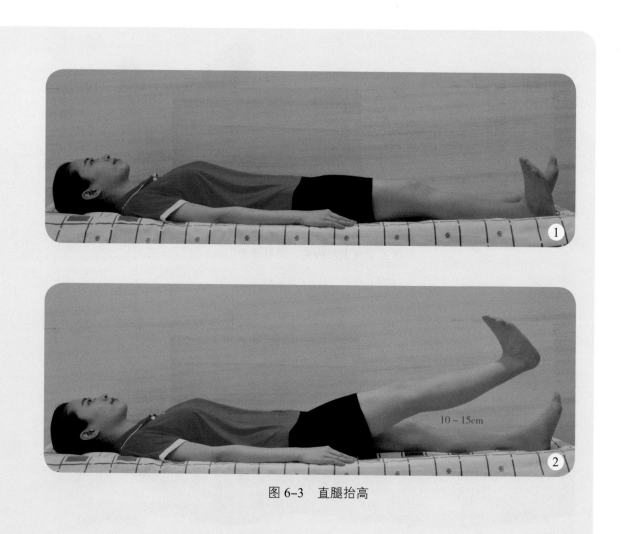

图 6-3　直腿抬高

第三式：穴位按摩（见图6-4）

1.取坐位：放松双腿，屈膝取穴，用大拇指或中指做顺时针按压。

2.取穴：血海穴，在大腿内侧，髌底内侧端上2寸，当股四头肌内侧头的隆起处；内外膝眼，在髌韧带两侧凹陷处；阴

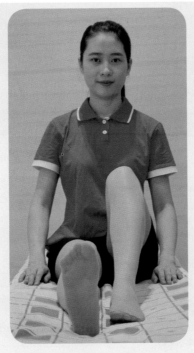

1.取坐位，屈膝

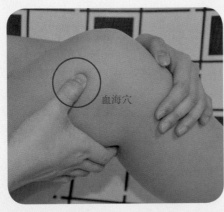

2.定位血海穴

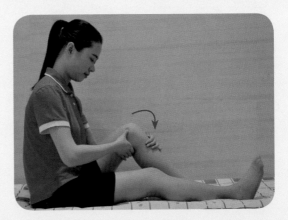

3.按压血海穴

图6-4　穴位按摩（1）

陵泉，在小腿内侧，胫骨内侧髁后下方凹陷处；足三里，在小腿前外侧，当犊鼻下 3 寸，距胫骨前缘一横指。

3. 每次每个穴位 5 ～ 10 分钟，以微微酸胀、发热感为宜。

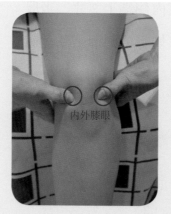

4. 定位内外膝眼

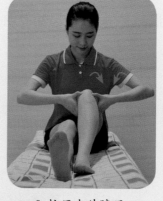

5. 按压内外膝眼

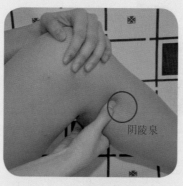

6. 定位阴陵泉

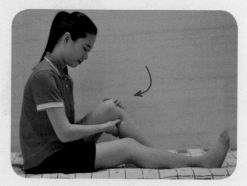

7. 按压阴陵泉

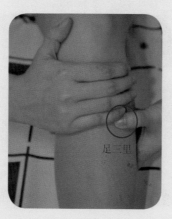

8. 定位足三里

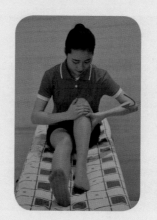

9. 按压足三里

图 6-4　穴位按摩（2）

第四式：推髌骨（见图6-5）

1.取坐位，放松双腿，使髌骨突出于关节最高点，定位髌骨的上下内外四缘，一只手以手掌根顶住髌骨上缘，另一只手利用大鱼际通过压住定位在髌骨上缘的大拇指，向前下方沿髌骨的正常轨迹向内推动。

2.15～20次为1组，每天2～3组。

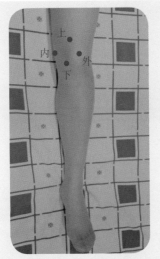

1.放松双腿，突出髌骨，定位上下内外四缘

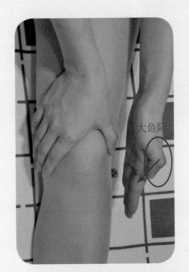

2.以手掌根顶住髌骨上缘

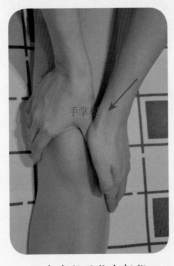

3.大鱼际压住大拇指

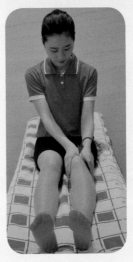

4.向内推动髌骨

图6-5 推髌骨

第五式：双膝拍打（见图6-6）

取坐位，双手通过腕部力量拍打足三里和阴陵泉，依次向上拍打至血海穴，直至关节处发热为宜。

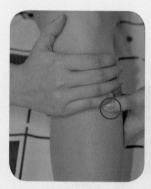 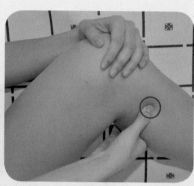 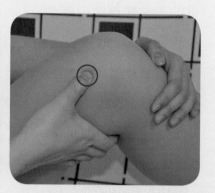

1. 足三里　　　　　2. 阴陵泉　　　　　3. 血海穴

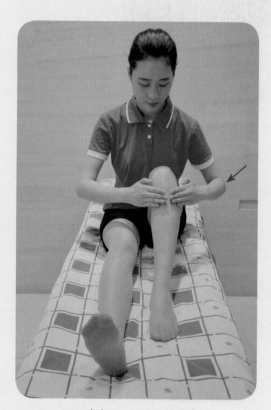 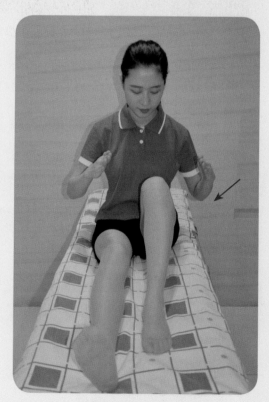

4. 先拍足三里和阴陵泉　　　　5. 依次向上拍打至血海穴

图6-6　双膝拍打

第六式：扶墙站立（见图 6-7）

1.站立，双手扶墙或扶椅子，单脚站立，闭眼。

2.闭目单脚站立 10 分钟以上（根据自身耐受情况可缩短或延长时间），左右脚交替进行。

以上为完整一次的膝关节保健操

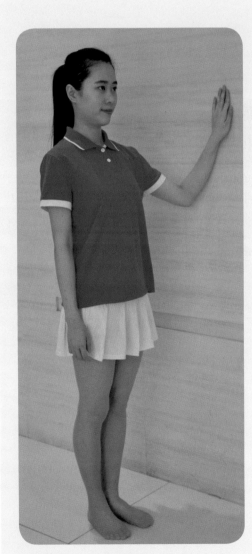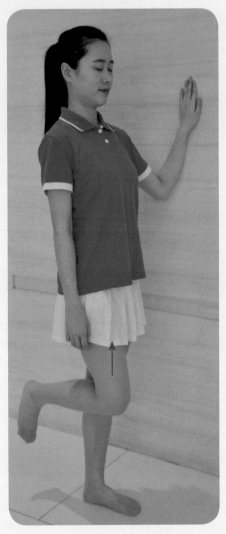

1. 扶墙　　　　　　　2. 单脚站立，闭眼

图 6-7　扶墙站立

四、注意事项

1. 环境：膝关节保健操是有氧运动，宜于通风透气的地方锻炼，使用瑜伽垫或席子等薄垫。

2. 时间及频率：建议每天锻炼2～3次，每肢体动作重复4～5遍。

3. 不适宜人群：①孕妇；②患严重的心脑血管疾病的病人；③肌无力和严重骨折的病人；④静脉曲张患者需咨询专科医生。

4. 提醒：这些动作是不会导致关节疼痛的，在锻炼后肌肉酸痛是正常的，但在锻炼中出现肌肉的疼痛、突然的疼痛就说明有异常，需马上停止锻炼，到骨科门诊就诊。

主要参考资料

［1］黄帝内经·素问·宣明五气［M］.北京：人民卫生出版社，2005.

［2］清·吴谦.医宗金鉴·外科卷下·正骨心法［M］.北京：人民卫生出版社，2006.

［3］黄帝内经·素问·痿论［M］.北京：人民卫生出版社，2005.